Johanna Thünker
Reinhard Pietrowsky

Alpträume

Ein Therapiemanual

2., überarbeitete und ergänzte Auflage

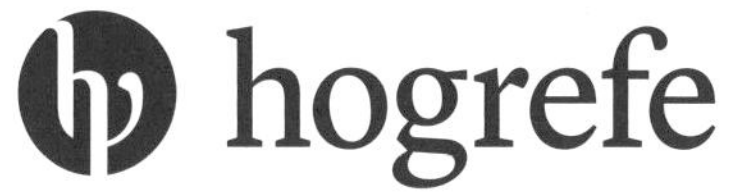

Dr. Johanna Thünker, geb. 1985. 2003–2008 Studium der Psychologie in Münster und Düsseldorf. 2008–2011 wissenschaftliche Mitarbeiterin an der Universität Düsseldorf. 2011 Promotion. 2013 Approbation als Psychologische Psychotherapeutin (Verhaltenstherapie). 2014–2015 Weiterbildung zur Gruppenpsychotherapeutin und zur Kinder- und Jugendlichenpsychotherapeutin. Seit 2013 niedergelassen in eigener Praxis in Bottrop.

Prof. Dr. Reinhard Pietrowsky, geb. 1957. 1978–1985 Studium der Psychologie in Tübingen. 1986–1990 Wissenschaftlicher Mitarbeiter am Physiologischen Institut der Universität Ulm. 1990 Promotion. 1990–1992 Wissenschaftlicher Mitarbeiter in der Abteilung für Physiologische Psychologie der Universität Bamberg, 1992–1997 Wissenschaftlicher Mitarbeiter in der Abteilung für Neuroendokrinologie der Medizinischen Universität zu Lübeck. 1996 Habilitation. 1999 Approbation als Psychologischer Psychotherapeut (Verhaltenstherapie). Seit 1997 Professor für Klinische Psychologie an der Heinrich-Heine-Universität Düsseldorf.

Bibliografische Information der Deutschen Nationalbibliothek
Die Deutsche Nationalbibliothek verzeichnet diese Publikation in der Deutschen Nationalbibliografie; detaillierte bibliografische Daten sind im Internet über http://dnb.dnb.de abrufbar.

Hogrefe Verlag GmbH & Co. KG
Merkelstraße 3
37085 Göttingen
Deutschland
Tel. +49 551 999 50 0
Fax +49 551 999 50 111
info@hogrefe.de
www.hogrefe.de

Satz: ARThür Grafik-Design & Kunst, Weimar
Druck: mediaprint solutions GmbH, Paderborn
Printed in Germany
Auf säurefreiem Papier gedruckt

2., überarbeitete Auflage 2021

(E-Book-ISBN [PDF] 978-3-8409-3106-2; E-Book-ISBN [EPUB] 978-3-8444-3106-3)
ISBN 978-3-8017-3106-9
https://doi.org/10.1026/03106-000

Alpträume

Inhaltsverzeichnis

I Theoretischer Hintergrund

II Therapie

I Theoretischer Hintergrund

Kapitel 1
Beschreibung der Störung

Überblick

In diesem Kapitel werden Alpträume unter folgenden Aspekten näher beschrieben:
- Was sind die Definitionskriterien klinisch relevanter Alpträume?
- Welche Erscheinungsformen von Alpträumen gibt es?
- Wie verbreitet sind Alpträume, wie ist der Verlauf und welche anderen epidemiologischen Merkmale der Störung gibt es?
- Wie werden Alpträume klassifikatorisch eingeordnet?
- Welche Beziehungen gibt es zwischen Alpträumen und anderen psychischen Störungen (Differenzialdiagnostik und Komorbidität)?

1.1 Erscheinungsbild und Definitionskriterien

Alpträume sind vermutlich den meisten Menschen aus eigenen Erfahrungen bekannt. Jedoch sind vereinzelt auftretende Alpträume keine klinische Störung, so wie auch das Erleben von Angst oder Trauer per se keine klinische Störung ist. Erst das gehäufte Auftreten einzelner Symptome, vor allem aber das damit verbundene Leiden (beim Betroffenen selbst oder seiner Umwelt) und die Unausweichlichkeit der Symptome machen diese zu einer klinisch relevanten Störung. Es kommt aber immer wieder vor, dass Menschen über einen längeren Zeitraum relativ häufig von Alpträumen heimgesucht werden. In diesen Fällen kann eine klinisch relevante Störung vorliegen. Dabei kann es sein, dass die Betroffenen außer ihren häufig wiederkehrenden Alpträumen keine weiteren psychischen Beschwerden oder Störungen aufweisen. Es ist aber auch möglich, dass die Alpträume ein weiteres Symptom einer anderen psychischen Störung sind; dies ist relativ oft bei Angststörungen oder Depressionen der Fall. Bei der Posttraumatischen Belastungsstörung (PTBS) kommt es sehr häufig zu Alpträumen, in denen das traumatische Ereignis immer wieder erlebt wird, sodass diese wiederkehrenden Alpträume ein wesentliches Kriterium der PTBS darstellen. Bei Kindern sind Alpträume relativ häufig und sie verschwinden in den meisten Fällen wieder spontan. Dieses Manual bezieht sich überwiegend auf Alpträume und ihre Behandlung bei Erwachsenen. In Kapitel 12 finden sich jedoch auch Hinweise für die Behandlung von Alpträumen bei Kindern und Jugendlichen.

Das im Begriff „Alptraum" oder „Albtraum" vorkommende Wort „Alp" stammt aus dem Althochdeutschen und ist etymologisch mit dem Wort „Elfe" verwandt. Als Alben oder Elfen wurden ursprünglich kleine, unterirdisch lebende Erdgeister bezeichnet. Alp war bereits im Mittelalter auch die Bezeichnung des Nachtmahrs, eines bösen (ursprünglich) weiblichen Geistes, der sich des Nachts, so die Annahme, auf die Brust des Schlafenden setze und ihm die Luft abdrücke. Durch diese Atemnot entstehen die angstbesetzten Träume, die Alpträume oder das Alpdrücken. In der englischen Bezeichnung für den Alptraum, „Nightmare", ist der Name des Mahrs bis heute erhalten geblieben. Die Schreibweisen „Alptraum" und „Albtraum" werden seit der letzten Rechtschreibreform synonym verwendet. Im Folgenden wird der Einheitlichkeit wegen jedoch nur der Begriff „Alptraum" verwendet. Der Begriff „Angsttraum" wird oft auch synonym für Alptraum gebraucht und wurde noch bis zum DSM-III-R und in der ICD-10 für dieses Störungsbild verwendet.

Die entscheidenden Kriterien für Alpträume sind:

1. Ein Alptraum führt häufig zum *Erwachen.*
2. Nach dem Erwachen besteht eine sehr *detaillierte Erinnerung* an den Trauminhalt.
3. Das *Erleben* des Alptraums führt zu massiver Angst, Schuldgefühlen, Trauer oder einer Beeinträchtigung des psychischen Wohlbefindens.
4. Der *Inhalt* eines Alptraums handelt in der Regel von der Bedrohung des eigenen Lebens oder des Lebens nahestehender Personen durch Angriff, Verfolgung oder sonstige Formen der Ausübung körperlicher Gewalt, dem Erleben von Hilflosigkeit durch körperliche oder psychische Gewalt oder dem Beifügen von Gewalt oder Schädigung an anderen Personen durch den Träumenden selbst. Die Bedrohung kann dabei von Menschen, aber auch Tieren oder fiktiven Wesen (Monstern) ausgehen.

Alpträume werden allgemein nach den gängigen Klassifikationssystemen den *Parasomnien* zugerechnet, also zu jenen Formen der Schlafstörungen, bei denen nicht eine Störung der Schlafmenge oder des Schlaf-Wach-Rhythmus im Vordergrund steht, sondern eine Störung der Schlafqualität durch im Schlaf auftretende Ereignisse. In der ICD-10 werden sie im Kapitel F5 „Verhaltensauffälligkeiten mit körperlichen Störungen und Faktoren" klassifiziert und mit der Nummer F51.5 kodiert (Dilling, Mombour & Schmidt, 1991). Analog finden sich die Alpträume im DSM-5 im Kapitel Schlaf-Wach-Störungen in dem Unterkapitel „Parasomnien" als Alptraum-Störung, zusammen mit den Non-REM-Parasomnien und der REM-Schlaf-Verhaltensstörung (American Psychiatric Association, 2013). Ihre Kodierung im DSM-5 ist ebenfalls die F51.5. Die diagnostischen Kriterien der Alpträume unterscheiden sich zwischen der ICD-10 und dem DSM-5 geringfügig. Jedoch ist im DSM-5, im Gegensatz zum DSM-IV, das Erwachen aus einem Alptraum nicht mehr als Kriterium genannt.

Gemäß DSM-5 ist es nicht der einzelne Alptraum, der als Störung klassifiziert wird, sondern erst das wiederholte Auftreten von Alpträumen, das mit Beeinträchtigungen und Leiden verbunden ist, macht die Störung aus. In den Diagnosekriterien des DSM-5 wird darauf verwiesen, dass die Alpträume, um als solche klassifiziert zu werden, nicht ausschließlich die Folge einer anderen psychischen Störung oder körperlichen Erkrankung sein dürfen. Dieses Kriterium ändert aber nichts daran, dass beispielsweise die im Rahmen einer Posttraumatischen Belastungsstörung auftretenden Alpträume (posttraumatische Wiederholungen) Alpträume sind, auch wenn in diesem Fall die übergeordnete Störung, also die PTBS, klassifiziert wird. Das gleiche gilt für die vermutete Verursachung der Alpträume durch die Wirkung einer Substanz oder eines medizinischen Krankheitsfaktors: Auch hier handelt es sich seitens des Erlebens der Alpträume und ihrer Konsequenzen um „echte" Alpträume, allerdings werden sie, da die Verursachung klar auf medizinische Faktoren oder eine Substanz zurückführbar ist, unter diesen Störungen oder Krankheitsbildern klassifiziert.

Das DSM-5 gibt zudem an, dass die Chronifizierung und der Schweregrad der Alptraum-Störung bestimmt werden sollten (vgl. Tabelle 1). Ferner weisen ICD-10 und DSM-5 zurecht auf die Bedeutsamkeit der durch die Alpträume und die daraus folgende Schlafstörung verursachten Leidens hin. Wir wissen, dass das angstvolle Traumerleben auch zu vermehrter und fortgesetzter Besorgnis, Grübeleien und existenziellen Ängsten führen kann, die ihrerseits einen starken (zusätzlichen) Leidensdruck verursachen können. Es ist auch so, dass die meisten Menschen Alpträume viel ernster nehmen als andere Träume und dass Alpträumen eine höhere Vorhersagekraft für zukünftige Ereignisse zugeschrieben wird im Sinne eines schlechten Omens, als dies bei angenehmen Träumen als positives Omen geschieht (sogenannte präkognitive Träume).

Auch wenn von den Diagnosesystemen nicht näher spezifiziert, kann das Auftreten der Alpträume und die Belastung durch sie anhand der Auftretensfrequenz und der Störungsdauer beschrieben werden. Im Allgemeinen wird zwischen gelegentlichen Alpträumen (weniger als zwölf Alpträume pro Jahr) und häufigen Alpträumen (mehr als zwölf Alpträume pro Jahr) unterschieden (Belicki, 1992). In vielen Unter-

Tabelle 1: Einteilung der Alpträume nach Schweregrad (Auftretenshäufigkeit) und Störungsdauer nach DSM-5

Schweregrad		Störungsdauer	
leicht	Im Mittel weniger als ein Alptraum pro Woche	akut	Alpträume seit weniger als 1 Monat
mittel	Ein oder mehrere Alpträume pro Woche, aber nicht jede Nacht	subakut	Alpträume seit weniger als 6 Monaten
schwer	Alpträume in jeder Nacht	andauernd	Alpträume seit mehr als 6 Monaten

suchungen wird ein noch strengeres Kriterium angewandt, um von häufigen Alpträumen zu sprechen, welches von mindestens einem Alptraum pro Woche ausgeht (Levin & Fireman, 2002). Häufigkeit und Verlauf der Alpträume sind sehr individuell. Manchmal wird über mehrere Alpträume pro Woche oder gar pro Nacht berichtet, manchmal treten Alpträume über mehrere Wochen oder Monate gar nicht mehr auf. Was die Störungsdauer betrifft, so können Alpträume über Jahre und Jahrzehnte bestehen bleiben. Wenn die Alpträume länger als ein halbes Jahr auftreten, bezeichnet man sie als andauernd, bei einer Auftretensdauer unter einem halben Jahr werden sie als subakut bezeichnet (Krakow, Kellner, Pathak & Lambert, 1995). Inzwischen gibt es deutliche Hinweise, dass die eigentlichen Alpträume sich von den posttraumatischen Alpträumen in mehreren Merkmalen unterscheiden. Zur Abgrenzung von den posttraumatischen Alpträumen werden die anderen („normalen") Alpträume auch als idiopathische Alpträume bezeichnet. Wir werden diesen Ausdruck im Folgenden aber nur dann verwenden, wenn explizit die Differenzierung zu den posttraumatischen Wiederholungen relevant ist. Ansonsten sind in der Regel immer idiopathische Alpträume gemeint, wenn von Alpträumen die Rede ist.

Idiopathische Alpträume treten in der Regel im letzten Drittel des Nachtschlafs auf. Dieser Schlaf zeichnet sich durch das Vorherrschen von langen REM-Schlafepisoden (Rapid Eye Movement-Schlaf) aus (Rechtschaffen & Kales, 1968), was bedeutet, dass es sich bei den idiopathischen Alpträumen um ein Phänomen des REM-Schlafs handelt. Auch wenn bekannt ist, dass in allen Schlafphasen geträumt wird, so besteht für Träume in REM-Phasen eine besonders hohe Traumerinnerung und eine leichte Erweckbarkeit, da während des REM-Schlafs das Gehirn, im Gegensatz zum Non-REM-Schlaf, sehr aktiviert ist (paradoxer Schlaf). Der Non-REM-Schlaf besteht aus vier Schlafstadien (Schlafstadien 1 bis 4), wobei die Schlafstadien 3 und 4 als Tiefschlaf bezeichnet werden. Nach der neueren Klassifikation der American Academy of Sleep Medicine (AASM) werden die Schlafstadien 3 und 4 zu dem Schlafstadium N3 (N steht für Non-REM) zusammengefasst. Der Tiefschlaf tritt überwiegend in der ersten Hälfte der Nacht auf. Da idiopathische Alpträume vorwiegend im REM-Schlaf auftreten, liegt die Annahme nahe, dass ein vermehrtes Auftreten von REM-Schlaf mit einem gehäuften Auftreten von Alpträumen einhergeht. Diese Annahme wird gestützt durch die Beobachtung, dass Kinder, die über mehr REM-Schlaf verfügen, auch häufiger Alpträume haben und auch bei Erwachsenen eine erhöhte REM-Dichte des Schlafs, wie sie etwa bei Depressiven oder künstlerisch und geistig tätigen Personen zu finden ist, mit einer erhöhten Alptraumfrequenz einhergeht. Allerdings wäre es zu vereinfacht, hier eine monokausale, lineare Funktion anzunehmen, da das Auftreten von Alpträumen natürlich durch viele andere Faktoren neben der REM-Schlaf-Dichte mitbestimmt wird. Zudem unterscheiden sich posttraumatische Wiederholungen von den idiopathischen Alpträumen darin, dass sie in früheren REM-Stadien oder sogar im Non-REM-Schlaf auftreten können (Davis, 2009; Schredl, 2008).

1.2 Erscheinungsformen und Inhalte von Alpträumen

1.2.1 Erscheinungsformen von Alpträumen

Die Erscheinungsform von Alpträumen lässt sich nach verschiedenen Gesichtspunkten klassifizieren. Grundsätzlich ist zwischen den bereits genannten idiopathischen und posttraumatischen Alpträumen zu unterscheiden. Hinsichtlich der *Auftretenshäufigkeit* von Alpträumen wird, wie wir gesehen haben, zwischen dem gelegentlichen und dem häufigen Auftreten von Alpträumen unterschieden. Dabei wird die Auftretenshäufigkeit in der Regel retrospektiv eingeschätzt. Hinsichtlich der Dauer des Auftretens der Alpträume, also der *Chronizität*, wird zwischen akuten, subakuten und andauernden Alpträumen unterschieden. Als weiteres Merkmal neben Häufigkeit und Störungsdauer lässt sich noch die *Alptraumschwere* oder *-intensität* nennen. Diese wird im Allgemeinen über die Häufigkeit des Auftretens von Alpträumen operationalisiert (vgl. Tabelle 1). Es ist aber empirisch eindeutig gesichert, dass die Alptraumschwere und der daraus resultierende Leidensdruck mit der Alptraumhäufigkeit nur schwach korreliert sind. Die erlebte Alptraumintensität scheint viel eher mit Persönlichkeitsmerkmalen in Zusammenhang zu stehen (vgl. Kapitel 2). Schließlich kann die Erscheinungsform von Alpträumen hinsichtlich des Kontextes ihres Auftretens unterschieden werden: Alpträume können isoliert auftreten oder zusammen mit anderen psychischen oder somatischen Störungen (idiopathische Alpträume) oder als wiederkehrende Alpträume (posttraumatische Wiederholungen, posttraumatische Alpträume) bei der PTBS.

Von *isoliert auftretenden Alpträumen* sprechen wir, wenn die betroffene Person unter Alpträumen leidet, diese in der Regel häufig und schon seit längerer Zeit auftreten aber sonst keine weiteren psychischen oder körperlichen Störungen vorhanden sind, die das Auftreten der Alpträume erklären könnten. Die betreffenden Personen sind im allgemeinen nicht in ihren sozialen, beruflichen oder anderen wichtigen Funktionsbereichen beeinträchtigt, haben aber oft Angst vor dem Einschlafen, weil sie befürchten, es könnte wieder ein Alptraum auftreten oder sie machen sich Sorgen, ob mit ihnen „etwas nicht in Ordnung" sei, weil sie wiederholt diese schrecklichen Träume haben. Charakteristisch sind Träume von Verfolgung, Angriffen oder dem Erleben schwerer Krankheiten. Die Betroffenen haben jedoch keine weitere klinisch relevante Störung, die im Alptraum auftretende Bedrohung nie als tatsächliches Trauma erlebt und sind nicht überdurchschnittlich im sozialen oder beruflichen Bereich belastet. Nachfolgend ist ein Beispiel für einen typischen Verfolgungstraum bei einer ansonsten psychisch unauffälligen Person geschildert.

Fallbeispiel: Frau E.

Frau E. ist eine 24-jährige Erzieherin in einem Kindergarten, die wiederholt (etwa einmal pro Woche) von Alpträumen heimgesucht wird. Alpträume hat sie schon solange sie sich erinnern kann, also bereits seit der Kindheit. In den letzten Jahren hätten sich die Alpträume aber auf ein Thema fokussiert. Sie träumt immer davon, dass in ihre Wohnung eingebrochen wird, während sie allein zu Hause ist und sie bedroht wird. Ein typischer Traum war, dass sie träumte, dass ihr Freund morgens aufgestanden sei, um zur Arbeit zu gehen, während sie noch im Bett lag. Sie hörte, wie ihr Freund dann die Wohnungstür zuzog und hört auch die Haustür ins Schloss fallen. Kurze Zeit später hörte sie, wie die Haustür aufging. Sie dachte sich noch, ihr Freund hätte etwas vergessen und sei deshalb wieder zurückgekommen. Dann aber hörte sie, wie ihre Wohnungstür aufging und plötzlich stand auch schon ein fremder Mann in ihrem Schlafzimmer. Der bedrohte sie mit einer Pistole und zwang sie, ihm alles Geld und die Wertsachen, die sie zu Hause hatte, auszuhändigen. Dann nahm er ihr Handy und schloss die Wohnungstür von außen zu, sodass sie keine Hilfe holen konnte. Nachdem er weg war, konnte sie zuerst vor Angst nicht klar denken, dann allerdings fiel ihr sein, dass sie in irgendeiner Schublade noch ein altes Handy hatte. Dieses holte sie und rief damit ihren Freund an. Der kam auch gleich von der Arbeit nach Hause und zusammen gingen sie dann zur Polizei, um Anzeige zu erstatten. Als sie zu dem Beamten in das Zimmer kam, der die Anzeige aufnehmen sollte, erkannte sie voller Entsetzen, dass das der Einbrecher war. Aus Angst vor ihm und seiner Rache beschrieb sie dann eine ganz andere Person. Sehr deutlich erinnerte sie sich daran, dass der Polizist sie ständig angrinste. Als die Aufnahme des Protokolls fertig war, zischte er ihr zu: „Ich krieg dich noch". Dann sei sie voller Angst und Entsetzen aufgewacht.

Alpträume treten oft auch zusammen mit *anderen psychischen Störungen*, etwa Angststörungen oder Depressionen, auf. Sind sie eine direkte Folge dieser anderen Störungen, können sie als ein Symptom dieser betrachtet werden und werden in der Regel nicht eigenständig klassifiziert, außer die Alpträume würden ein zusätzliches Leiden verursachen, das über das Leiden oder die Belastung der komorbiden Störung hinausgeht. Stehen die Alpträume in keinem vermuteten kausalen Zusammenhang mit den anderen psychischen Störungen, werden sie ebenfalls als idiopathische Alpträume betrachtet. In den Alpträumen von Patientinnen und Patienten mit anderen psychischen Störungen spiegelt sich oft das zentrale Thema dieser anderen Störung wider. Bei Personen mit phobischen Störungen ist häufig das phobische Objekt oder die phobische Situation Gegenstand des Alptraums. Depressive Patientinnen und Patienten berichten davon, dass in ihren Alpträumen das Thema Tod und Sterben sehr zentral ist, dass sie sich schuldig machen und schuldig fühlen am Leid oder Schicksal anderer. Ein charakteristischer Traum eines depressiven Patienten, in dem Hilflosigkeit, Schuld und Tod dominieren, ist nachfolgend kurz beschrieben.

Fallbeispiel: Herr P.

Herr P., ein 46-jähriger freischaffender Architekt, der unter einer mittelgradigen Major Depression leidet, berichtet von häufigen Alpträumen, in denen er sich als klein, schwach und hilflos erlebt. In einem für ihn charakteristischen Alptraum träumte Herr P., dass er mit seinen zwei kleinen Kindern im Wald unterwegs war. Erst war alles schön, er habe die Natur und das Wandern mit seinen Kindern genossen. Plötzlich aber seien Wölfe aufgetaucht und es sei dunkel und kalt geworden. Die Wölfe kamen immer näher und kreisten ihn und seine Kinder ein. Sie starrten ihn mit leuchtend grünen Augen an. Er bekam Angst um seine Kinder und wollte sie schützen, sie in die Arme nehmen und sich vor sie stellen. Da sei er aber plötzlich geschrumpft und kleiner geworden als seine Kinder, sodass er sie nicht einmal mehr umarmen konnte. Er habe gewusst, dass er nun seine Kinder nicht retten könne und dass er die Wölfe nicht mehr abwehren könne. Die Wölfe seien dann über seine Kinder und ihn hergefallen. Sie hätten ihm in die Arme gebissen, ihn weggetragen und einen Abhang hinuntergeworfen. Am Grund dieses Abhangs lag ein morastiger Teich, in den er gefallen sei. Dort sei es noch grässlicher gewesen. Tote Tiere und Menschen seien herumgelegen. Er habe noch gedacht, das seien alles die Opfer der Wölfe. Er habe mit Schlamm und Leichenteilen bedeckt in dem Morast gesteckt und sich nicht mehr richtig bewegen können. Dann sei er voller Grauen und Abscheu aufgewacht.

Auch im Zusammenhang mit *körperlichen Erkrankungen* können Alpträume häufig auftreten. So ist es allgemein bekannt, dass z.B. unter Fieber sehr häufig Alpträume auftreten (Fieberträume). Aber auch nach großen oder schweren Operationen werden vermehrt Alpträume berichtet. Ebenso treten oft vor einer großen Operation (z.B. Organtransplantation) gehäuft Alpträume auf, in denen sich vermutlich die Sorge um den Erfolg der Operation und der eigenen Gesundheit widerspiegelt. Eine Sonderform dieser Alpträume stellt das so genannte Oneiroid dar (Schmidt-Degenhard, 1992), bei dem es sich um traumartig veränderte Wachbewusstseinszustände handelt, die vor allem nach Lähmungen, aber auch schweren und langanhaltenden Operationen auftreten können und sich neben den halluzinatorischen Zuständen im Wachen auch in Träumen und Alpträumen manifestieren können. Ebenso können *Drogen oder Medikamente* zum Auftreten von Alpträumen führen, wie z.B. Amphetamine, Kokain, selektive Serotonin-Wiederaufnahmehemmer oder Beta-Blocker (vgl. Kapitel 2).

Schließlich und häufig finden sich Alpträume bei Patientinnen und Patienten mit einer PTBS, wo die Alpträume zu einem wesentlichen Kriterium der Störung selbst zählen (nach ICD-10 und DSM-5). Im Rahmen einer PTBS können zwei Formen von Alpträumen auftreten, zum einen sogenannte posttraumatische Wiederholungen, zum anderen auch „normale" bzw. idiopathische Alpträume. Auch Mischformen, in denen das Thema des Traumas zwar eine Rolle spielt, es sich aber in der Handlung des Alptraums nicht direkt widerspiegelt oder in abgewandelter Form auftritt, sind möglich. Das Besondere an den wiederkehrenden Alpträumen im Sinne von posttraumatischen Wiederholungen ist, dass diese Träume in der Regel gleich sind und das erlebte Trauma immer wieder geträumt wird; ähnlich wie dies in den Flashbacks der PTBS-Patientinnen und Patienten geschieht. In der abgewandelten Form der posttraumatischen Alpträume ist das erlebte Trauma das Grundmotiv, das aber in variierender Form in den Träumen auftritt. Zum Beispiel träumt eine Person, die einen Verkehrsunfall mit einem Auto hatte, von Unfällen mit Autos, aber auch, dass sie als Fußgängerin von Autos überfahren wird. Auch wenn die idiopathischen Alpträume häufig zwar bei einer Person ein bestimmtes Thema zum Inhalt haben (z.B. Verfolgung oder Versagen), so unterscheidet sich die Ausgestaltung dieses Themas in der Regel von Traum zu Traum. Das ist bei den posttraumatischen Wiederholungen in der Regel seltener der Fall, wo der Alptraum die traumhafte Wiederholung eines tatsächlich erlebten Ereignisses ist. Ein typischer Traum einer Patientin, in dem sie ihre Traumatisierung immer wieder erlebte, ist in dem nachfolgenden Beispiel geschildert.

Fallbeispiel: Frau T.

Frau T., eine Frau mittleren Alters, wurde in ihrer Wohnung von zwei Männern überfallen, einen Tag festgehalten, wiederholt vergewaltigt und sadistisch gequält. In ihren fast jede Nacht auftretenden Alpträumen träumt sie die Situation, wie sie gefesselt ist und vergewaltigt wird. Besonders intensiv träumt sie immer wieder die Situation, in der sie nackt und gefesselt auf ihrem Bett liegt und einer der beiden Männer ein Messer aus ihrer Küche holt und ihr damit Schnitte in den Oberschenkel macht. Als sie aufschreit, steckt ihr der andere Mann einen Knebel in den Mund. Dann machen die Männer auch Schnitte in den Bauch. Sie sieht ihr Blut auf das Bettlaken fließen, dann wacht sie auf.

1.2.2 Inhalte von Alpträumen

Die ältere Bezeichnung „Angstträume" für die Alpträume lässt schon klar erkennen, dass Angst ein wesentlicher Affekt während der Alpträume ist, sodass angstauslösende Themen einen zentralen Inhalt von Alpträumen darstellen. Allerdings sind angstauslösende Situationen nur ein – wenn auch ein sehr wichtiges – Thema, das in Alpträumen auftreten kann. Daneben können auch Themen, die zu intensiver Schuld, Verzweiflung, Ekel, Traurigkeit oder Ärger führen, Gegenstand von Alpträumen sein (Rose, Perlis & Kaszniak, 1992). Während in Alpträumen häufig das eigene Leben oder das eigene Ich bedroht sind, sind Alpträume, in denen der Träumende Zeuge von Gewalt oder Aggressionen gegen andere wird, ebenfalls nicht selten (Schredl, 2008). Da neben der Angst auch viele andere aversive Emotionen in Alpträumen auftreten können, schlagen Zadra, Pilon und Donderi

(2006) vor, dass alle Trauminhalte, die zu negativen Affekten führen, unter die Alpträume zu subsumieren sind.

Aber was unterscheidet den Inhalt von Alpträumen eigentlich vom Inhalt normaler Träume? Das wesentliche (psychologische) Moment der Alpträume, das sie von anderen Träumen unterscheidet, ist die erlebte Bedrohung der Person, des Selbstkonzepts oder der Identität des Träumenden (McNamara, 2008). Dies äußert sich aber nicht nur in den berichteten Inhalten selbst, sondern auch in dem sprachlichen Report der Alpträume. So ist etwa die Anzahl der Worte, mit denen Alpträume berichtet werden, um etwa ein Drittel geringer als bei anderen Träumen. Auch dürfte es nicht überraschend sein, dass die Berichte über Alpträume in kürzeren Sätzen erfolgen, deutlich seltener als Frage formuliert sind, deutlich mehr negative Emotionen und weniger positive Emotionen beinhalten, häufiger im Präsens berichtet werden und mehr körperliche Zustände benennen als die Traumberichte anderer Träume.

Auch wenn die Inhalte von Alpträumen sehr verschiedenartig sind, so lassen sie sich doch bestimmten Bereichen zuordnen. Studien zu den Inhalten von Alpträumen kommen übereinstimmend zu dem Schluss, dass die häufigsten Alptraumthemen Verfolgung, Tod anderer, der eigene Tod, Fallen, eigene Verletzungen, furchterregende Personen und furchterregende Monster sind (Schredl, 2007/2008). Damit unterscheiden sich Alpträume nicht nur in den eigentlichen inhaltlichen Themen von anderen Träumen, sondern auch in differenzierteren inhaltlichen Aspekten. Hall und van de Castle (1966) haben Normen zur Inhaltsanalyse von Träumen vorgelegt. Entsprechend dieser Normen kommen in Alpträumen im Vergleich zu anderen Träumen signifikant häufiger Männer vor, die auftretenden Personen sind seltener bekannte oder vertraute Personen, sehr selten sogar tatsächliche Freunde, die sozialen Interaktionen sind häufiger durch Aggression und Feindseligkeit gekennzeichnet. Diese Merkmale kommen dadurch zustande, dass in Alpträumen häufig Aggressoren auftreten, die männlichen Geschlechts sind, diese sind oft auch nicht menschliche Kreaturen. Bei den von Hall und van de Castle (1966) aufgeführten großen Traumthemen (Aggression, Freundlichkeit, Sexualität, Unglück, Glück, Erfolg, Versagen und Anstrengung, ein bestimmtes Ziel zu erreichen), unterscheiden sich die Alpträume von anderen Träumen im Sinne signifikant erhöhter Aggressivität, Sexualität, erhöhten Unglücks, Erfolgs (durch aggressive Akte), Versagen und Anstrengung, ein bestimmtes Ziel zu erreichen (McNamara, 2008). Die geplanten aggressiven oder sexuellen Angriffe in Alpträumen, die oft mit hoher Beharrlichkeit durchgeführt werden und eine Anstrengung erkennen lassen, ein bestimmtes (aggressives) Ziel zu verfolgen, führen oft zu dem intendierten Ziel, sodass dies zu der hohen Quote an Erfolg bzw. Versagen seitens des attackierten oder verfolgten Träumers führt.

Eine besondere Form der aggressiven Akte in Alpträumen stellen die sogenannten Täteralpträume dar. Während in den meisten Alpträumen die träumende Person das Opfer der gewalttätigen und aggressiven Akte ist, wird sie in den Täteralpträumen selbst zum Aggressor und verletzt, beleidigt oder tötet andere Personen im Traum (Mathes et al., 2018). Täteralpträume sind gar nicht so selten und machen etwa 18% der Alpträume von Menschen aus, die häufig unter Alpträumen leiden (Mathes et al., 2018). Es ist naheliegend, dass das Erleben der eigenen Person als Täter in einem Traum zu einer besonderen Belastung führen kann.

1.3 Epidemiologie und Verlauf

Die epidemiologischen Angaben über die Prävalenz von Alpträumen in der Bevölkerung variieren je nach Untersuchung. Spoormaker, Schredl und van den Bout (2006) kommen nach einer Übersicht über Studien zur Prävalenz der Alpträume zu dem Resultat, dass die Prävalenzraten für die erwachsene Allgemeinbevölkerung zwischen 1 und 8% liegen. Eine mittlere Prävalenzrate von 5% für das wiederholte Auftreten von Alpträumen bei Erwachsenen scheint ein sehr realistischer Wert für die Allgemeinbevölkerung zu sein und wurde mehrfach in verschiedenen Ländern repliziert (Bixler, Kales, Soldatos, Kales & Healey, 1979; Janson et al., 1995; Ohayon, Morselli & Guilleminault, 1997). Im Gegensatz zur Allgemeinbevölkerung liegt die Prävalenzrate bei Studierenden höher (das durchschnittliche Alter der Studierenden ist aber auch geringer). So gaben 10 Prozent einer großen studentischen Stichprobe an, mindestens einmal pro Monat einen Alptraum zu haben (Belicki & Belicki, 1982; Levin, 1994). Bei klinischen Stichproben, beispielsweise bei Patientinnen und Patienten mit Substanzmissbrauch, einer Borderline-Persönlichkeitsstörung oder einer Störung aus dem schizophrenen Formenkreis sind die Prävalenzraten weit höher (Krakow & Zadra, 2006). Trotz der nicht geringen Prävalenzraten ist die Rate derer, die wegen ihrer Alpträume Hilfe suchen, gering (Schredl & Göritz, 2014; Thünker, Norpoth, von Aspern, Özcan & Pietrowsky, 2014).

Die Häufigkeit berichteter Alpträume ist bei Kindern sehr hoch und geht nach der Pubertät und Adoleszenz deutlich zurück. Retrospektiv geben 70 bis 90% aller jungen Erwachsenen an, sich an Alpträume in ihrer Kindheit zu erinnern. Die Prävalenz von Alpträumen ist bei Kindern zwischen sechs und zehn Jahren am höchsten, wobei Mädchen etwa ab dem Alter von zehn Jahren öfter unter Alpträumen leiden als Jungen (Schredl & Pallmer, 1998). Allerdings gelten Alpträume bei Kindern nicht als pathologisch. Im Erwachsenenalter nimmt die Alptraumhäufigkeit mit zunehmendem Lebensalter weiter ab (Schredl, 1999) und im hohen Erwachsenenalter treten Alpträume bei ansonsten gesunden Personen sehr selten auf.

Differenzielle Einflussfaktoren auf die Alptraumhäufigkeit sind vor allem das Geschlecht und die Art der Berufstätigkeit. So berichten Frauen im Allgemeinen deutlich mehr Alpträume als Männer (Levin & Fireman, 2002; Ohayon et al., 1997; Stepansky et al., 1998). Allerdings könnte dies auch auf soziale Erwartungen zurückzuführen sein, durch die Männer weniger bereit sind, von solchen Erlebnissen zu berichten (Hartmann, 1984; Hersen, 1972; Kales et al., 1980). In einer umfangreichen Internet-Befragung kamen Nielsen, Stenstrom und Levin (2006) zu dem Ergebnis, dass die Alptraumhäufigkeit bei Frauen im Alter von 10 bis 19 Jahren bis zum Alter von 20 bis 39 Jahren zunimmt und dann bis zum Alter von 50 bis 59 Jahren wieder sinkt. Bei Männern bleibt die Alptraumhäufigkeit im Alter von 10 bis 19 Jahren bis zum Alter von 30 bis 39 Jahren stabil und sinkt zum Alter von 50 bis 59 Jahren.

Die berufliche Tätigkeit hat insofern Einfluss auf die Alptraumhäufigkeit, als Alpträume etwa von Studierenden signifikant häufiger berichtet werden als von Gleichaltrigen Nicht-Studierenden (Levin, 1994). Ebenso berichten Personen, die künstlerisch oder kreativ tätig sind, mehr Alpträume als Menschen, die das nicht sind. So haben beispielsweise Kunststudierende mehr Alpträume als Studierende einer naturwissenschaftlichen Fachrichtung (Belicki & Belicki, 1982). Es scheint aber so zu sein, dass nicht die Berufstätigkeit an sich einen Einfluss auf die Alptraumhäufigkeit nimmt, sondern dass dieser Effekt durch Persönlichkeitsfaktoren bestimmt wird, wie etwa Kreativität oder die sogenannten „dünnen Grenzen". Vermutlich gehen Personen mit einer bestimmten Persönlichkeitsstruktur auch eher bestimmten Berufen nach. Auf die Rolle der Persönlichkeitsfaktoren für die Alptraumentstehung und die Alptraumhäufigkeit werden wir gesondert eingehen (vgl. Kapitel 2).

Der *Verlauf* der Alpträume ist dadurch gekennzeichnet, dass sie in mehr als der Hälfte der Fälle vor dem zehnten Lebensjahr beginnen, in mehr als zwei Drittel der Fälle vor dem 20. Lebensjahr. Der Verlauf der Alpträume im Kindesalter ist meist günstig und es bestehen in der Regel keine zusätzlichen psychopathologischen Auffälligkeiten und Alpträume stellen eine normale Phase emotionaler Entwicklung dar. Ein erstmaliges Auftreten von Alpträumen im Erwachsenenalter ist eher die Ausnahme. Daher nimmt der Verlauf von Alpträumen über die Lebensspanne hin ab.

Dies scheint vor allem für die gelegentlichen Alpträume (weniger als zwölf Alpträume pro Jahr) zuzutreffen. Häufige Alpträume (mehr als zwölf Alpträume pro Jahr) hingegen persistieren eher über einen längeren Zeitraum. Betroffene berichten oft darüber, dass häufige Alpträume über Jahre und Jahrzehnte bestehen bleiben und die Alptraumhäufigkeit oft sogar noch zunimmt. Manchmal wird über mehrere Alpträume pro Woche oder gar pro Nacht berichtet, dann treten Alpträume über mehrere Wochen oder Monate gar nicht mehr auf. Alpträume im Erwachsenenalter haben oft die Tendenz, zu chronifizieren, also länger als ein halbes Jahr aufzutreten. In der Psychotherapeutischen Praxis dürften subakute Alpträume (Störungsdauer kürzer als ein halbes Jahr) seltener zu beobachten sein, da oft erst ihre Chronifizierung zu einem Leidensdruck führt, der die Patientinnen und Patienten eine Therapeutin oder einen Therapeuten aufsuchen lässt. Häufig berichten diejenigen Patientinnen und Patienten, die sich psychotherapeutische Unterstützung holen, auch von anderen Symptomen, die in der Regel vorrangig behandelt werden – nicht zuletzt aufgrund der Vermutung, dass die Alpträume durch die Therapie einer möglichen Depression oder Angststörung etc. abklingen sollten. Die klinische Praxis jedoch zeigt, dass auch nach einer Besserung der komorbiden Störung die Alpträume häufig bestehen bleiben.

1.4 Klassifikation

Alpträume werden in der ICD-10 unter dem Kapitel F5 „Verhaltensauffälligkeiten mit körperlichen Störungen und Faktoren" klassifiziert und sind dort im Unterkapitel F51 „nicht organische Schlafstörungen" unter den Parasomnien aufgeführt und mit der Nummer F51.5 kodiert. Analog findet sich die Alptraum-Störung im DSM-5 im Kapitel Schlaf-Wach-Störungen im Unterkapitel Parasomnien, zusammen mit den Non-REM-Parasomnien und der REM-Schlaf-Verhaltensstörung. In der ICD-11 wird die Alptraum-Störung im Kapitel 7 „Schlaf-Wach-Störungen" unter dem Unterkapitel „Parasomnien" gelistet, mit der Kodierung 7B01.2. Die diagnostischen Kriterien für Alpträume bzw. die Alptraum-Störung gemäß ICD-10 und DSM-5 finden sich in Tabelle 2.

Tabelle 2: Diagnostische Kriterien für Alpträume bzw. für die Alptraum-Störung nach ICD-10 bzw. DSM-5 (APA/Falkai et al., 2018)

ICD-10	DSM-5[1]
Aufwachen aus dem Nachtschlaf oder nach kurzem Schlafen mit detaillierter und lebhafter Erinnerung an heftige Angstträume, meistens mit Bedrohung des Lebens, der Sicherheit oder des Selbstwertgefühls. Das Aufwachen erfolgt dazu zeitunabhängig, typischerweise aber während der zweiten Hälfte des Nachtschlafes.	A. Wiederholtes Auftreten von ausgedehnten, extrem dysphorischen und gut erinnerten Träumen, die üblicherweise Bemühungen enthalten, Bedrohungen des Überlebens, der Sicherheit oder der körperlichen Integrität zu vermeiden, und die meist in der zweiten Hälfte der Schlafperiode stattfinden.
Nach dem Aufwachen aus ängstigenden Träumen wird die betroffene Person rasch orientiert und munter.	B. Beim Erwachen aus den dysphorischen Träumen sind die Betroffenen schnell orientiert und alert.
Das Traumerlebnis und die Schlafstörung, die aus dem Aufwachen in Verbindung mit diesen Episoden resultiert, verursachen einen deutlichen Leidensdruck.	C. Die Schlafstörung verursacht in klinisch bedeutsamer Weise Leiden oder Beeinträchtigungen in sozialen, beruflichen oder anderen wichtigen Funktionsbereichen.
	D. Die Alpträume sind nicht Folge der physiologischen Wirkung einer Substanz (z. B. Substanz mit Missbrauchspotenzial, Medikament).
	E. Gleichzeitig bestehende psychische Störungen oder körperliche Erkrankungen können die vorherrschenden Beschwerden dysphorischer Träume nicht erklären.

1 Abdruck erfolgt mit Genehmigung aus der deutschen Ausgabe des Diagnostic and Statistical Manual of Mental Disorders, Fifth Edition © 2013, Dt. Ausgabe: © 2018, American Psychiatric Association. Alle Rechte vorbehalten.

Das DSM-5 sieht ferner vor, dass noch bestimmt werden soll, ob die Alptraum-Störung in Verbindung mit Nichtschlafstörungen (einschließlich Substanzkonsumstörungen), in Verbindung mit anderen medizinischen Erkrankungen oder in Verbindung mit anderen Schlafstörungen auftritt. Sollte ein solcher Fall zutreffen, so wird aber dennoch der Code F51.5 für alle drei Zusatzcodierungen vergeben. Die Dauer der Alptraum-Störung und der Schweregrad gemäß DSM-5 werden nach den in Tabelle 1 wiedergegebenen Kriterien bestimmt. Es ist aber zu beachten, dass die Belastung durch Alpträume nur bedingt mit der der Auftretenshäufigkeit der Alpträume zusammenhängt.

Das differenzierteste Klassifikationssystem für Schlafstörungen ist die International Classification of Sleep Disorders (ICSD) der American Academy of Sleep Medicine. Sie wurde zuerst 1990 herausgegeben und liegt seit 2014 in einer dritten überarbeiteten Auflage (ICSD-3) vor (American Academy of Sleep Medicine, 2014). Das ICSD-3 umfasst sechs Hauptgruppen, wovon eine die Parasomnien sind, unter denen die Alptraum-Störung, zusammen mit der REM-Schlaf-Verhaltensstörung und der periodischen isolierten Schlafparalyse, zu der Unterkategorie der REM-Schlaf-Parasomnien subsumiert ist. Zu den Parasomnien zählen nach der ICSD-3 noch zwölf weitere Störungen. Auch in der ICSD-3 wird die Alptraum-Störung mit der Ziffer F51.5 kodiert. Die ICSD findet aufgrund ihrer Differenziertheit vor allem in der Schlafforschung und Schlafmedizin Anwendung und ermöglicht eine sehr genaue Klassifikation und Kodierung schlafspezifischer und schlafassoziierter Symptome und Störungsbilder.

1.5 Differenzialdiagnose und Komorbidität

Differenzialdiagnostisch sind Alpträume zunächst von den anderen Schlafstörungen abzugrenzen. Hier ist am wichtigsten die Abgrenzung zum Pavor nocturnus und zum Schlafwandeln. Des Weiteren ist differenzialdiagnostisch abzuklären, ob die Alpträume nicht nur im Rahmen einer anderen psychischen Störung (z. B. PTBS) auftreten, sodass sie als Symptom dieser Störung angesehen werden können. Schließlich besteht eine Reihe von typischen Komorbiditäten von (idiopathischen) Alpträumen mit anderen psychischen Störungen (z. B. Angststörungen, Depressionen, Schizophrenien), sodass abzuklären gilt, ob die Alpträume als Symptom dieser Störung oder als eigene Störungsentität zu diagnostizieren sind.

Abgesehen vom Pavor nocturnus und dem Schlafwandeln, die unten ausführlicher dargestellt werden, gibt es auch (seltene) Parasomnieformen, die von Alpträumen differenzialdiagnostisch getrennt werden müssen. Hierzu sind vor allem die REM-Schlaf-Verhaltensstörung und die Schlafparalyse zu nennen. Weitere Schlafstörungen, von denen Alpträume zu unterscheiden sind, sind die atmungsgebundene Schlafstörung, die Narkolepsie und die substanzinduzierte Schlafstörung.

Bei der *REM-Schlaf-Verhaltensstörung* zeigen die Betroffenen oft auffällige motorische Unruhe und Aktivität während des REM-Schlafs (z.B. um sich schlagen oder den Bettpartner würgen). Nach dem Erwecken ist eine lebhafte Erinnerung an einen im Allgemeinen bedrohlichen Traum gegeben. Diese Diagnose sollte dann gegeben werden, wenn die motorische Aktivität sehr ausgeprägt ist und diese das Alptraumerleben dominiert. Auch bei dieser Störung kann eine Behandlung des Alptraums angezeigt sein. Bei der *Schlafparalyse* tritt eine Unfähigkeit auf, willkürliche Bewegungen während des Übergangs zwischen Wachsein und Schlafen auszuführen. Diese Lähmung kann sowohl beim Übergang zum Einschlafen (hypnagog) als auch beim Übergang vom Schlafen zum Aufwachen (hypnopomp) auftreten. Diese Gelähmtheit ruft meist extreme Angst hervor. Die Ursache ist ein Überlappen der im REM-Schlaf auftretenden Lähmung der Muskulatur in den Wachzustand hinein, die bis zu mehreren Minuten andauern kann. Neben der Möglichkeit, dass manche Betroffene den paralysierten Zustand fälschlicherweise als Alptraum interpretieren, berichten viele Betroffene auch davon, dass sie während der Schlafparalyse Halluzinationen (visueller, auditorischer oder taktiler Art) haben, die oft als bedrohlich erlebt und wahrgenommen werden und daher einem Alptraum sehr ähnlich sein können, nur dass sie in wachem Zustand erfolgen. Die Schlafparalyse weist, wenn sie zusammen mit Halluzinationen auftritt, auch sehr viel Ähnlichkeit mit hypnagogen und hypnopompen Zuständen auf, nur dass diesen das Moment der Lähmung fehlt. Hypnagoge und hypnopompe Zustände können auch unabhängig von einer Schlafparalyse auftreten.

Die *atmungsgebundene Schlafstörung* ist durch Schlafunterbrechungen gekennzeichnet, die aufgrund schlafgebundener Atmungserkrankungen (z.B. Schlaf-Apnoe-Syndrom) auftreten. Aufgrund der Schlaf-Apnoe kommt es häufig zu Atempausen oder Atemstillstand von bis zu 90 Sekunden Dauer, die zum Erleben von Angst oder Panik und Erstickungsgefühlen führen können, sowie einem erhöhten physiologischen Arousal. Die Angst oder das Erstickungsgefühl in Kombination mit erhöhter vegetativer Erregung können von den Betroffenen als Alptraum fehlinterpretiert werden.

Bei der *Narkolepsie* fallen die Betroffenen während normaler Tagesaktivitäten unwillkürlich und unwiderstehlich in kurze Anfälle von erholsamem Schlaf, der mit einem Verlust des Muskeltonus (Kataplexie) und REM-Schlaf-Episoden einhergeht. Die Narkolepsie geht oft mit hypnagogen oder hypnopompen Halluzinationen einher, die als sehr intensiv beschrieben werden und traumartigen oder alptraumartigen Charakter annehmen können. Diese sind aber nicht mit den eigentlichen Alpträumen im nächtlichen REM-Schlaf gleichzusetzen und von diesen zu unterscheiden.

Von einer *substanzinduzierten Schlafstörung* spricht man, wenn eine ausgeprägte Schlafstörung vorliegt, die als direkte Folge einer Substanz (Droge, Medikament) anzusehen ist. Typisch sind hier vor allem Insomnien und Hypersomnien, es können aber auch Parasomnien auftreten. Vor allem beim Entzug bestimmter Substanzen (Alkohol, Benzodiazepine) kommt es üblicherweise zu einem „REM-Rebound", also einer Zunahme von REM-Schlaf gleich nach dem Einschlafen, was mit vermehrten Alpträumen einhergehen kann.

1.5.1 Abgrenzung zum Pavor nocturnus

Im Gegensatz zu den Alpträumen handelt es sich beim Pavor nocturnus um ein scheinbares Aufwachen aus dem Schlaf, meist aus dem Tiefschlaf, das durch eine massive körperliche Erregung bei gleichzeitig fehlender oder nur sehr schwacher, fragmentierter Erinnerung an einen Trauminhalt gekennzeichnet ist; während beim Alptraum definitionsgemäß eine detaillierte Erinnerung an den Trauminhalt besteht. Das Aufwachen beim Pavor nocturnus ist typischerweise ein Aufschrecken, das oft mit einem lauten Schrei begleitet wird, der Betroffene ist zunächst nicht oder nur unzureichend orientiert, was beides für Alpträume eher ungewöhnlich ist. Der Alpträumende erwacht angstvoll, aber still und ist nach kürzester Zeit voll orientiert. Die körperliche (vegetative) Erregung beim Pavor nocturnus ist extrem und auch deutlich sichtbar, die bzw. der Betroffene ist schweißgebadet und weist eine deutlich erhöhte Herzschlag- und Atemfrequenz auf. Ein Mensch im Pavor nocturnus ist auch kaum zu beruhigen oder zu trösten. Die vegetative Erregung beim idiopathischen Alptraum ist in der Regel deutlich geringer, die Angstsymptome betreffen vor allem die subjektiv-kognitive und emotionale Ebene des Verhaltens, weniger die physiologische und motorische. Hingegen kann bei posttraumatischen Alpträumen auch eine sehr starke vegetative Angstreaktion auftreten. Während Alpträume in der Regel in den REM-Phasen und damit in den Morgenstunden auftreten, ist der Pavor nocturnus ein Geschehen des Non-REM-Schlafs (vor allem des Tiefschlafs). Diese Tatsache kann auch erklären, warum im Pavor nocturnus allenfalls eine schwache Traumerinnerung besteht, da Non-REM-Träume in der Regel nicht erinnert oder berichtet werden. In den neueren Diagnoseinstrumenten (DSM-5 und ICSD-3) wird der Pavor nocturnus (zusammen mit dem Schlafwandeln) daher unter der Kategorie der *Non-REM-Arousalstörungen* klassifiziert. Die Diagnosekriterien nach ICD-10 (F51.4) und DSM-5 (F51.46) sind relativ ähnlich. Der Kasten gibt die Kriterien der ICD-10 wieder.

Diagnosekriterien des Pavor nocturnus nach ICD-10

1. Das vorherrschende Symptom sind ein- oder mehrmalige Episoden von Erwachen aus dem Schlaf, die mit einem Panikschrei beginnen und charakterisiert sind durch heftige Angst, Körperbewegungen und vegetative Übererregbarkeit wie Tachykardie, schnelle Atmung, Pupillenerweiterung und Schweißausbruch.
2. Diese wiederholten Episoden von plötzlichem Aufwachen aus dem Schlaf ohne adäquaten Kontakt mit der Umgebung dauern typischerweise eine bis zehn Minuten und treten während des ersten Drittels des Nachtschlafs auf.
3. Es besteht relative Unzugänglichkeit auf die Bemühungen anderer, den Pavor nocturnus zu beeinflussen und fast ausnahmslos folgen solchen Bemühungen zumindest einige Minuten von Desorientiertheit und perseverierenden Bewegungen.
4. Die Erinnerung an das Geschehen ist sehr begrenzt, gewöhnlich auf ein oder zwei fragmentarische Vorstellungen, oder fehlt völlig.
5. Fehlen eines Hinweises auf eine körperliche Erkrankung wie Hirntumor oder Epilepsie.

1.5.2 Abgrenzung zum Schlafwandeln

Das Schlafwandeln (Somnambulismus) ist dem Pavor nocturnus nahe verwandt und zeichnet sich dadurch aus, dass der Betroffene während des Schlafs das Bett verlässt und in der Wohnung oder gar außerhalb der Wohnung umhergeht. Im Gegensatz aber zum Pavor nocturnus und zum Alptraum findet kein Erwachen statt, die Betroffenen sind in der Regel ja sogar schwer erweckbar und kaum ansprechbar. Ähnlich wie beim Pavor nocturnus besteht nach dem Erwachen keine oder nur eine sehr schwache Erinnerung an mögliche Trauminhalte. Schlafwandeln tritt in der Regel auch im Tiefschlaf (Schlafstadium N3) auf, also im ersten Drittel der Nacht. Ängstigende oder erschreckende Trauminhalte, die beim Alptraum zum Erwachen führen, können beim Schlafwandeln oft nur vermutet werden, auch wenn es manchmal Hinweise dafür gibt, dass der Somnambule vor einer Person oder einem Ereignis zu fliehen scheint. Schlafwandeln ist dem Pavor nocturnus sehr nahe verwandt, wenn man davon ausgeht, dass bei ersterem der Trauminhalt weniger bedrohlich ist, sodass es zu keinem Erwachen kommt und mehr die motorische Komponente des Traums (weglaufen) die Oberhand gewinnt. Die Nähe zwischen Pavor nocturnus und Schlafwandeln zeigt sich auch in der DSM-5-Klassifikation, wo beide Störungen der Gruppe der Non-REM-Arousalstörungen zugerechnet werden.

Im Gegensatz zur ausgeprägten motorischen Reaktion beim Schlafwandeln kommt es bei Alpträumen – trotz zum Teil intensiv im Traum erlebter und berichteter motorischer Handlungen (wegrennen, irgendwo herunterspringen, um sich schlagen etc.) – zu keinen Körperbewegungen. Dies ist der Tatsache zu verdanken, dass die Alpträume in aller Regel während des REM-Schlafs auftreten, in der es zu einer Suppression der muskulären Aktivität kommt (Rechtschaffen & Kales, 1968). Durch diese Inhibition der quergestreiften Muskulatur wird ein Ausagieren der lebhaften Träume während des REM-Schlafs und damit eine Gefährdung unterbunden.

Die Diagnosekriterien für Schlafwandeln nach ICD-10 (F51.3) und DSM-5 (F51.3) sind sehr ähnlich. Der Kasten gibt die Kriterien der ICD-10 wieder.

Diagnosekriterien des Schlafwandelns nach ICD-10

1. Das vorherrschende Symptom ist ein- oder mehrmaliges Verlassen des Bettes während des Schlafs und Umhergehen meist während des ersten Drittels des Nachtschlafs.
2. Während der Episode hat die betreffende Person meistens einen leeren, starren Gesichtsausdruck, reagiert verhältnismäßig wenig auf die Bemühung anderer, das Geschehen zu beeinflussen oder mit ihr Kontakt aufzunehmen, und ist schwer aufzuwecken.
3. Nach dem Erwachen (entweder nach dem Schlafwandeln oder am nächsten Morgen) besteht eine Amnesie für die Episode.

4. Innerhalb weniger Minuten nach dem Aufwachen von der Episode besteht keine Beeinträchtigung der psychischen Aktivität oder des Verhaltens, obgleich anfänglich eine kurze Phase von Verwirrung oder Desorientiertheit auftreten kann.
5. Fehlen irgendeines Hinweises für eine organisch bedingte psychische Störung wie Demenz oder eine körperliche Störung wie Epilepsie.

1.5.3 Alpträume und Posttraumatische Belastungsstörung

Neben der Differenzialdiagnose von (idiopathischen) Alpträumen gegenüber anderen Parasomnien (z. B. REM-Schlaf-Verhaltensstörung) und den Non-REM-Arousalstörungen (Pavor nocturnus und Schlafwandeln) ist häufig eine Differenzialdiagnose gegenüber dem Vorliegen einer Posttraumatischen Belastungsstörung (PTBS) wichtig. Beim Störungsbild der PTBS treten neben den sogenannten Flashbacks, also unwillkürlichem Erinnern und Wiedererleben des Traumas während der Wachheit oder in Tagträumen, sehr häufig auch Alpträume auf, in denen das Trauma wiedererlebt wird (posttraumatische Wiederholungen). Aufgrund der tatsächlichen traumatischen Erfahrung sind diese Alpträume in der Regel identisch und stellen eine immer wieder auftretende alptraumhafte Wiederholung des tatsächlich erlebten Traumas oder eine mit dem Trauma eng verwandte, aber abgewandelte Situation dar. Da diese alptraumhaften posttraumatischen Wiederholungen ein wesentliches Kriterium der PTBS darstellen, wurden sie bislang nicht als eigenständige Störung kodiert, sondern als Symptom der zugrunde liegenden (und zu kodierenden) PTBS. Es wird aktuell diskutiert, ob die posttraumatischen Wiederholungen bei der PTBS anstatt eines Symptoms dieser Störung nicht auch eine eigenständige Störung darstellen können. Insofern gestatten die ICD-10 seit der 10. Revision im Jahr 2007 und die ICSD-3 auch die eigenständige Klassifikation von Alpträumen neben der PTBS-Diagnose, wenn die klinische Symptomatik der Alpträume sehr dominant ist. Die eigenständige Klassifikation von Alpträumen neben einer PTBS ist auch in den (eher selteneren) Fällen gegeben, wenn bei Patientinnen und Patienten mit PTBS Alpträume auftreten, die nicht eine Wiederholung des Traumas zum Inhalt haben und insofern idiopathische Alpträume sind. Sowohl bei posttraumatischen Wiederholungen als auch bei idiopathischen Alpträumen bei PTBS kann eine Alptraumtherapie hilfreich und notwendig sein.

1.5.4 Komorbiditäten

Alpträume treten relativ häufig im Rahmen von *Depressionen, Angststörungen oder schizophrenen Erkrankungen* auf und es ist daher diagnostisch wichtig, die eigenständige Alptraumdiagnose abzuklären bzw. die Komorbidität beider Störungsbilder festzustellen. Depressionen gehen üblicherweise mit einer Störung der Schlafarchitektur einher, insofern, dass die Tiefschlafanteile im ersten Drittel der Nacht deutlich reduziert sind, der REM-Schlaf schon sehr früh nach dem Einschlafen auftritt (verkürzte REM-Latenz), die erste REM-Schlaf-Episode deutlich verlängert ist und der Anteil des REM-Schlafs am nächtlichen Schlaf insgesamt erhöht ist (Giles, Kupfer, Rush & Roffwarg, 1998). Aufgrund des erhöhten REM-Schlaf-Anteils am Gesamtschlaf bei Depressiven ist daher auch die Grundlage für das Auftreten von Alpträumen erhöht. Antidepressive Medikamente reduzieren den REM-Schlaf-Anteil und können somit neben der Reduktion der depressiven Symptomatik auch eine Reduktion der Auftretenswahrscheinlichkeit von Alpträumen bewirken. Die Befundlage hierzu ist allerdings widersprüchlich. Neben der erwähnten verkürzten REM-Latenz und erhöhten REM-Dichte resultieren vermehrte Alpträume bei Depressiven vermutlich aber auch aus einer erhöhten Besorgnis und vermehrten Schuldgefühlen dieser Patientinnen und Patienten. Sind neben der affektiven Störung auch die Kriterien für eine Alptraum-Störung erfüllt, werden beide Diagnosen vergeben. Bei Depressiven besteht darüber hinaus auch ein besonderer Zusammenhang zwischen der Alptraumhäufigkeit und dem Auftreten von Suizidgedanken oder -absichten. So haben insbesondere depressive Patientinnen und Patienten mit häufigen Alpträumen, besonders Frauen, ein deutlich höheres Suizidrisiko (Agargün et al., 1998). Selbst in der Normalbevölkerung besteht ein linearer Zusammenhang zwischen der Alptraumhäufigkeit und dem Suizidrisiko (Tanskanen et al., 2001). Dieser Befund legt nahe, bei Depressiven auch stets die Alptraumhäufigkeit zu erheben und eine mögliche Alptraum-Störung therapeutisch mit zu beachten.

Auch bei Angststörungen können gehäuft Alpträume auftreten. Diese sind dann oft auf das phobische Objekt oder die phobische Situation bezogen. Patientinnen und Patienten mit Panikattacken leiden oft auch unter Panikattacken im Traum, die zu Alpträumen führen können. Der Zusammenhang zwischen Angststörungen und Alpträumen ist aber weniger deutlich als der zwischen Depressionen und Alpträumen (Rimsh & Pietrowsky, 2020). Wenn neben der Angststörung auch die Kriterien für eine Alptraum-Störung erfüllt sind, werden beide Störungen diagnostiziert.

Ein gehäuftes Auftreten von Alpträumen findet sich auch bei schizophrenen Patientinnen und Patienten (Hartmann, 1984). In einer Untersuchung von van der Kolk und Goldberg (1983) konnte gezeigt werden, dass die Hälfte der untersuchten schizophrenen Patientinnen und Patienten mehr als einen Alptraum pro Monat hatte. Die erhöhte Alptraumfrequenz bei der Schizophrenie betrifft vor allem akute schizophrene Zustände und weniger die Residualzustände (Mack, 1989). Hartmann und Russ (1979) konnten zeigen, dass annähernd 70 % der untersuchten Alptraumpatientinnen und -patienten enge Verwandte hatten, die psychisch krank waren, davon wurden viele als schizophren diagnostiziert.

Kapitel 2
Störungstheorien und Ätiologiemodelle

Überblick

In diesem Kapitel werden folgende Störungsmodelle bzw. Ursachen für Alpträume beschrieben:
- Psychoanalytische Theorien,
- Kognitiv-Behaviorale Theorien,
- Neurophysiologische Theorien,
- Persönlichkeitsfaktoren,
- Aktuelle Stressbelastung,
- Psychopharmaka,
- Alptraumfolgen.

Seit jeher haben sich die Menschen wohl Gedanken darüber gemacht, wie es zu den angstvollen Träumen kommt und warum Alpträume auftreten und manche Menschen besonders häufig unter Alpträumen leiden. Im griechischen Altertum galten Träume als von den Göttern gesandt, um mit dem Schlafenden darüber in Kontakt zu treten. Alpträume galten als von dem Gott Pan geschickt, der den Schläfer durch seine Bocksgestalt oder die Schläferin durch Beischlafwünsche erschreckte. Damit galten in der griechischen Antike, ebenso wie im europäischen Mittelalter bis in die Neuzeit hinein, Alpträume als Ausdruck von als Incubi und Succubi agierende Dämonen, die unter dem Deckmantel sexueller Verführung den Schlafenden Unheil brachten (Pietrowsky, 2014). Bis Mitte des 20. Jahrhunderts hinein wurden somatische Zustände als Hauptverursacher von Alpträumen genannt: ein Übermaß eines der vier Körpersäfte (Blut, weiße und schwarze Galle, Schleim), Diätfehler, gastroenterologische Störungen, ein überladener Magen, toxische oder periphere Reize aus Trinkgelagen, bestimmte Schlafpositionen und Bettunterlagen (Strunz, 1987). Der Glaube, dass Geister in die Körper der Schlafenden eindringen und Träume verursachen, ist noch heute in vielen Kulturen der Welt lebendig. Erst mit dem Aufkommen der Psychoanalyse und der naturwissenschaftlichen Schlafforschung haben somatische Erklärungen für die Entstehung von Alpträumen deutlich abgenommen bzw. sind ganz verschwunden.

2.1 Psychoanalytische Theorien

Mit dem Aufkommen der Psychoanalyse wurden zum ersten Mal psychologische Ursachen anstelle von somatischen Ursachen oder Dämonen für das Auftreten der Alpträume angenommen. Gemäß Freuds epochalem Werk aus dem Jahre 1900 „Die Traumdeutung" hat der Traum die Funktion, „der Hüter des Schlafs" zu sein (Freud, 1989). Demgemäß erfüllt der Traum die Funktion, die Wunschbefriedigung aus dem Unterbewussten so umzugestalten, dass sie aufgrund der im Schlaf gelockerten Grenze zum Bewusstsein dieses nicht in voller Stärke überrollt und die Schlafenden ängstigt. Jedoch tat sich dieser Erklärungsansatz mit den Alpträumen schwer, da diese ja gerade nicht den Schlaf des Schläfers schützen, sondern ihn erwecken. Freud versuchte dieses Dilemma zu lösen, indem er Angst- und Strafträume in späteren Schriften zwar weiterhin der Wunscherfüllung unterordnete, aber nicht der Wunscherfüllung libidinöser Es-Impulse, sondern der Erfüllung übergeordneter strafender Wünsche des Über-Ichs (Freud, 1916/17).

Erklärungsansätze von Jung (1928) und Ferenczi (1934) spiegeln eine Weiterentwicklung des psychoanalytischen Erklärungsmodells für Alpträume wider, das Alpträumen eine Funktion zuschreibt, die darin besteht, problemlösend zu wirken. Nach Ferenczi (1934) ist jeder Traum, auch der Alptraum, der Versuch, traumatische Erlebnisse einer besseren psychischen Bewältigung zuzuführen. Eine entscheidende Erweiterung erfuhr das psychoanalytische Traumverständnis durch Jungs Einführung der kompensatorischen Funktion des Traums (Kompensations- oder Komplementärhypothese). Der Traum ist ein Mittel „zur psychologischen Selbststeuerung, indem er automatisch alles Verdrängte und nicht Beachtete oder nicht Gewusste hervorbringt" (Jung, 1928). Laut dieser Hypothese kommt es im Traum zur Befriedigung von Bedürfnissen, die im Wachleben nicht kompensiert werden können. Demnach besitzt der Traum eine kompensatorische Funktion, indem er in der Realität verdrängte Persönlichkeitsanteile und Belastungen des Wachlebens kompensiert (De Koninck & Koulack, 1975, Strunz, 1987). In Bezug auf Alpträume bedeutet das, dass die Schlafenden sich in den Alpträumen ihrer bedrohlichen Persönlichkeitsanteile bewusst werden. Daher kann man sogar nach Jung von der „Notwendigkeit der Alpträume für die Seele sprechen, die das Individuum zu dem werden lassen, was es ist, anstatt es durch Abspaltungen von sich selbst zu entfremden" (Strunz, 1987, S. 308).

2.2 Kognitiv-Behaviorale Theorien

Verschiedene kognitiv-behavioral ausgerichtete Theorien versuchen die Existenz und Funktion von Träumen – und damit auch Alpträumen – zu erklären. Erwähnenswert sind hier die Kontinuitätshypothese und die Mastery-Hypothese.

Die *Kontinuitätshypothese* geht davon aus, dass das Traumgeschehen eine kontinuierliche Fortsetzung des Wachlebens und Wacherlebens sei (Domhoff, 1996). Demzufolge besteht eine konsistente Übereinstimmung zwischen Wach- und Traumgeschehen. Allerdings sollte die Kontinuitätshypothese nicht so eng gesehen werden, dass Träume eine 1:1-Abbildung des Wachlebens sind; vielmehr finden psychische Zustände, die das Wachbewusstsein bestimmen, auch in Träumen ihre Fortsetzung. Ängste im Traum würden, gemäß dieser Hypothese, tatsächliche Ängste im Wachzustand widerspiegeln. Eine zentrale kognitiv-behaviorale Annahme ist auch, dass die kognitiven Schemata des Wachszustands auch im Traum aktiv sind und damit das Traumgeschehen in gleichem Maße wie im Wachzustand modulieren.

Das genaue Gegenteil ist die *Kompensationshypothese*, die besagt, dass Träume dazu dienen, Erfahrungen, Erlebnisse und Persönlichkeitsaspekte, die im Wachzustand unterrepräsentiert sind, zu kompensieren (De Koninck & Koulack, 1975; Jung, 1928). Dieser Theorie zufolge würde sich also in Träumen das emotionale oder affektive Gegenstück des Wachzustands ausdrücken. Träume sind dann umso angenehmer, je belastender die Erlebnisse des Wachzustands. Diese Theorie tut sich jedoch mit der Erklärung von Alpträumen schwer, außer sie betrachtet die kompensatorische Funktion von Alpträumen im Sinne Jungs als Bewusstwerdung verdrängter oder bedrohlicher Persönlichkeitsanteile.

Die *Mastery-Hypothese* geht davon aus, dass belastende Ereignisse des Wachlebens in den Träumen auftreten, um so besser verarbeitet zu werden (Wright & Koulack, 1987). Der Traum und der Alptraum haben gemäß dieser Annahme die Funktion, ein gedankliches Probehandeln zu ermöglichen, eine gedankliche Auseinandersetzung mit einem belastenden Ereignis oder einem Problem zu gewährleisten. Damit kommt dem Traum eine adaptive Funktion zu, wie sie auch in den Kompensationstheorien angenommen wird. Dieser Ansatz wird explizit aufgegriffen in Erklärungsmodellen, die dem Traum eine therapeutische Funktion zuschreiben (Cartwright, 1991; Hartmann, 1996; Wright & Koulack, 1987), indem die adaptive Funktion der Träume dazu verhilft, Probleme der Realität zu lösen bzw. zu deren Lösung beizutragen und auch starke emotionale Belastungen zu mildern. Gemäß dieser Theorienfamilie dienen Alpträume also beispielsweise dazu, zu lernen, mit bestehenden Ängsten besser umzugehen oder Lösungs- und Verhaltensalternativen für bedrohliche Situationen zu durchleben, durchzudenken und durchzuspielen.

2.3 Neurophysiologische Theorien

Träume und Alpträume finden überwiegend im REM-Schlaf statt. Da der REM-Schlaf durch die Aktivität cholinerger Neurone und die Hemmung noradrenerger und serotonerger Neurone (die im Non-REM Schlaf vorherrschen) induziert wird, kann cholinerge Aktivität als traumauslösend oder traumverstärkend angenommen werden. Dopamin scheint für die Entstehung von Alpträumen eine bedeutende Rolle zu spielen, insofern der Inhalt von Träumen durch die Gabe von Dopaminagonisten charakteristisch verändert wird:

Die Träume werden lebhafter, emotionaler, detaillierter und insgesamt alptraumähnlicher (Bearden, 1994; Hartmann, 1984).

Von Hobson und McCarley (1977) stammt die Theorie, dass Träume nur ein *Zufallsprodukt* des Gehirns seien und dass das Traumgeschehen nichts anderes sei als die Zusammenfügung von Bildern, die durch zufällige Reizung des Großhirns durch den Hirnstamm induziert seien. Träume entstehen nach dieser Theorie also nicht als Reaktion auf Gedanken oder Gefühle, sondern sind die Folge ungeregelter Bottom-up-Prozesse aufgrund zufälliger Neuronenaktivität. Der Kortex stelle dann aus einer Vielzahl von Informationen eine willkürliche Traumgeschichte zusammen und es bestehe kein Zusammenhang zum Wachleben. Diese Theorie ist in dieser extremen Position nicht haltbar, sie verweist aber auf den Unterschied zwischen neurophysiologischer Traumaktivität und Bewertung derselben durch die Träumenden im Wachzustand.

Weitere neurophysiologische Theorien zur Entstehung von Träumen stammen von Nielsen und Levin (2007) und Solms (2000). Nielsen und Levin (2007) nehmen in ihrem Affective Network Dysfunction Modell (AND) an, dass ein persistierendes Vorhandensein posttraumatischer Alpträume ein Versagen der Integration des traumatischen Ereignisses in die neuronalen Gedächtnisstrukturen widerspiegelt. Diese Integration würde normalerweise während des Träumens stattfinden und ermöglicht eine emotionale Heilung, ähnlich wie das die therapeutische Funktion der Mastery-Hypothese beschreibt. Solms (2000) konnte zeigen, dass für die Generierung der Träume und Alpträume nicht nur der Hirnstamm und die sich dort befindenden, den REM-Schlaf induzierenden Areale, notwendig sind, sondern vor allem limbische Vorderhirnstrukturen wichtig sind, was recht gut die emotionalen Komponenten der Träume zu erklären vermag.

2.4 Persönlichkeitsfaktoren

Einige Persönlichkeitsfaktoren stehen in deutlicher Beziehung mit dem Auftreten von Alpträumen, wie Neurotizismus, Ängstlichkeit und Kreativität. Das Konzept der „dünnen Grenzen" (Hartmann, 1984) beschreibt ebenfalls ein zeitstabiles Persönlichkeitsmerkmal, das geeignet erscheint, das Auftreten von Alpträumen zu erklären. Schließlich gehen auch eine Reihe von psychopathologischen Merkmalen – ohne dass eine klinische Symptomatik vorliegen muss – mit erhöhter Alptraumfrequenz einher.

Neurotizismus ist eine Persönlichkeitseigenschaft, die in besonderer Weise mit vermehrten Alpträumen und einem vermehrten Leiden unter diesen Alpträumen einhergeht. So konnte in zahlreichen Untersuchungen gezeigt werden, dass Personen mit erhöhten Neurotizismuswerten vermehrt Alpträume berichten (Belicki, Altay & Hill, 1985; Cellucci & Lawrence, 1978b; Haynes & Mooney, 1975; Levin & Fireman, 2002; Schredl, 2003; Starker, 1974) und auch vermehrt unter ihren Alpträumen leiden (Köthe & Pietrowsky, 2001; Pietrowsky & Köthe, 2003). Neurotische Merkmale, die sich besonders ausgeprägt bei Personen mit häufigen Alpträumen finden, sind eine starke Beschäftigung mit Schuld und Tod und eine erhöhte Somatisierungstendenz (Berquier & Ashton, 1992). Generell scheinen sich Personen, die unter Alpträumen leiden, mehr mit dem Tod zu beschäftigen (Feldman & Hersen, 1967; Hersen, 1971).

Ängstlichkeit als Persönlichkeitstrait führt generell zu mehr negativ getönten Träumen. Eine höhere Trait-Ängstlichkeit im Wachzustand ist mit mehr aggressiven und unfreundlichen Interaktionen im Traum, auch solchen, die gegen den Träumenden gerichtet sind, mehr Versagen und mehr Misserfolg im Traum korreliert (Rimsh & Pietrowsky, 2020). Ebenso treten mehr realistische Bedrohungen in Träumen von Personen mit erhöhter Trait-Ängstlichkeit auf. Somit scheint eine erhöhte Trait-Ängstlichkeit mit einem vermehrten Auftreten von Alpträumen assoziiert zu sein, wenn auch dieser Zusammenhang schwächer ist als beim Neurotizismus. So konnten etwa Berquier und Ashton (1992) nachweisen, dass häufige Alpträumer eine erhöhte Trait-Ängstlichkeit haben, während Wood und Bootzin (1990) keinen korrelativen Zusammenhang zwischen Alptraumhäufigkeit und chronischer Ängstlichkeit feststellen konnten. In einer Studie von Köthe und Pietrowsky (2001) fand sich ebenfalls kein Zusammenhang zwischen der Trait-Ängstlichkeit und der Häufigkeit von Alpträumen während eines vierwöchigen Zeitraums.

Hartmann (Hartmann, 1984, 1991) hat die Persönlichkeitsstruktur von erwachsenen Personen mit häufigen Alpträumen untersucht und bezeichnet das Muster als *„dünne Grenzen"*. Unter dem Persönlichkeitskonzept der dünnen Grenzen versteht man eine hohe Durchlässigkeit zwischen mindestens zwei intrapsychischen Entitäten, also z. B. zwischen Wirklichkeit, Fantasie, Tagtraum und Traum. Hartmann sieht die jeweilige Ausprägung der Grenzen als zeitstabiles Persönlichkeitsmerkmal an (Hartmann, 1991). Das Konzept der dünnen Grenzen ist den Begriffen „dünn- und dickhäutig" entnommen. Personen mit dünnen Grenzen sind sensibler, ungewöhnlich offen und haben intensive, konfliktreiche Beziehungen. Sie nehmen sich jede Kritik zu Herzen, haben eine erhöhte Sensitivität in interpersonalen Beziehungen aber auch für physikalische Reize (Licht, Töne). Ihre Empfindsamkeit betrifft nicht nur sie selbst; wenn andere Menschen körperlich oder seelisch leiden, empfinden sie dieses Leiden so als wäre es ihr eigenes. Menschen mit dünnen Grenzen fällt es z. B. schwerer, zwischen Traum- und Wachzustand zu unterscheiden, insbesondere bis zu 60 Minuten nach dem Aufwachen (Hartmann, 1991). Typische Eigenschaften von Personen mit dünnen Grenzen sind Fantasieneigung, Hypnotisierbarkeit, Offenheit, Kreativität, Lebensorganisation und Rigidität. Frauen weisen im Durchschnitt dünnere Grenzen als Männer auf (Cowen & Levin, 1995; Hartmann, 1991). Dieses Ineinanderübergehen von Traum und Wirklichkeit wird von den Betroffenen als normal oder wünschenswert angesehen. Im Gegensatz dazu unterscheiden Personen mit dicken Grenzen klar und deutlich zwischen Wirklichkeit, Traum und Fantasie. Es ist nicht überraschend, dass dünne Grenzen mit erhöhter kreativer und künstlerischer Fähigkeit einhergehen und möglicherweise auch die berichteten Befunde vermehrter Alpträume bei Studierenden und künstlerisch tätigen Personen erklären können. Nach Hartmann (1991) haben Menschen mit dünnen Grenzen vermutlich deshalb häufigere oder intensivere Alpträume, da sie nicht über ebenso starke Abwehrmechanismen wie andere Menschen verfügen. Diese Personen lassen angsterregendes Material in ihren Träumen oder Fantasien eher zu. Das Vorliegen von dünnen Grenzen korreliert positiv mit der generellen Traumerinnerungshäufigkeit (Pietrowsky & Köthe, 2003). Personen mit dünnen Grenzen schreiben ihren Träumen auch mehr Bedeutung zu (Schredl, 1999; Schredl, Kleinferchner & Gell, 1996).

Zur Bestimmung des Persönlichkeitsmerkmals dünne vs. dicke Grenzen entwickelte Hartmann das Boundary Questionnaire (BQ; Hartmann, 1989). Der Fragebogen liegt inzwischen in einer gekürzten Fassung vor (BQ-18). Obwohl das Konzept der dünnen Grenzen eine breit gefasste Persönlichkeitsdimension repräsentieren soll, die weitgehend unabhängig von anderen Persönlichkeitsmerkmalen sei, muss jedoch erwähnt werden, dass dieses Konzept Überschneidungen mit Neurotizismus, Lageorientierung, Offenheit, Kreativität und Stressverarbeitung aufweist (Pietrowsky & Köthe, 2003). Das Konstrukt der dünnen Grenzen deckt sich damit besonders mit dem Persönlichkeitsmerkmal der „Offenheit“ des Konzepts der „Big-Five“-Persönlichkeitsfaktoren.

Auch das Persönlichkeitsmerkmal der *Kreativität* ist mit dem Auftreten von Alpträumen assoziiert. So berichten Menschen mit erhöhter Kreativität eine insgesamt erhöhte Traumerinnerungshäufigkeit und fantasievollere Träume, aber auch mehr und bizarrere Alpträume. Personen mit häufigen Alpträumen berichten aber auch allgemein über mehr angenehme Träume als Personen mit seltenen Alpträumen. Wie die Kreativität geht auch die Suggestibilität mit mehr und intensiveren Träumen einher. Personen mit höheren hypnotischen Fähigkeiten (Suggestibilität) erinnern insgesamt mehr und lebhaftere Träume (Strunz, 1986) und auch mehr Alpträume.

In verschiedenen Studien konnte ein Zusammenhang zwischen *Psychopathologie* und dem Auftreten häufiger Alpträume gefunden werden. Untersuchungen von Berquier und Ashton (1992), Kales et al. (1980) und Hartmann (1984) ergaben bei Personen mit häufigen und chronischen Alpträumen signifikant höhere Werte der Skalen Schizophrenie, Hypochondrie, Hysterie und allgemeine Psychopathie, gemessen mit dem Minnesota Multiphasic Personality Inventory (MMPI).

2.5 Aktuelle Stressbelastung

Stressreiche Lebensereignisse gehen oft dem Auftreten von Alpträumen voraus. So berichtete Cernovsky (1984) eine positive Korrelation zwischen stressreichen Lebensereignissen (Life Events) und dem Auftreten von Alpträumen. Weitere Studien bestätigten den Zusammenhang zwischen aktuellem Stress und dem Auftreten von Alpträumen (Berquier & Ashton, 1992; Kales, Soldatos & Kales, 1981). In einer Untersuchung von Kales et al. (1980) gaben 90 % der Betroffenen an, dass Stress die Häufigkeit von Alpträumen erhöht und in 60 % aller Fälle belastende Ereignisse den Alpträumen voraus gingen. Ebenso konnten Krakow, Kellner, Neidhardt, Pathak und Lambert (1993) zeigen, dass 12 von 20 Alpträumenden ein traumatisches Ereignis oder eine belastende Periode vor dem Auftreten der Alpträume hatten. Stressreiche Umweltfaktoren wie eine hohe Bevölkerungsdichte in Großstädten erhöhen die Alptraumfrequenz (Kales et al., 1981). Starke psychische Belastungen wie Prüfungsstress, Angst um den Arbeitsplatz und familiäre Probleme erhöhen ebenfalls die Alptraumfrequenz. Jedoch gibt es auch Studien, die keinen Zusammenhang zwischen psychischen Belastungen und dem Auftreten von Alpträumen aufzeigen konnten (Hartmann, Russ, Oldfield, Sivan & Cooper, 1987). Neben der aktuellen Stressbelastung können natürlich frühere belastende Erfahrungen im Sinne einer Traumatisierung zu posttraumatischen Alpträumen führen. Auch die Art der Stressverarbeitung scheint einen Einfluss auf die Alptraumhäufigkeit und Alptraumverarbeitung zu haben. So konnten

Köthe, Lahl und Pietrowsky (2006) zeigen, dass Personen mit häufigen Alpträumen ein höheres Ausmaß an stresserhöhenden und ein geringeres Ausmaß an stressreduzierenden Bewältigungsstrategien im Vergleich zu Personen mit gelegentlichen Alpträumen aufweisen. Die Autoren fanden auch Zusammenhänge zwischen Stressverarbeitungsfaktoren und negativer Befindlichkeit sowie Verhaltenseffekten von Alpträumen im Sinne ungünstiger Konsequenzen nach Alpträumen.

2.6 Medikamente und Drogen

Alpträume können pharmakogen ausgelöst werden oder aufrechterhalten werden. Dies betrifft vor allem *Psychopharmaka*, z.B. trizyklische Antidepressiva, Serotoninwiederaufnahmehemmer, Hypnotika, Tranquilizer vom Benzodiazepin-Typ sowie Dopaminagonisten (Pace-Schott et al., 2001; Pagel & Helfter, 2003; Thompson & Pierce, 1999). Auch einige blutdrucksenkende Mittel vermögen Alpträume auszulösen, vor allem *Betarezeptorenblocker* (Dennis, Froman, Morrison, Holmes & Howes, 1991; Paykel, Fleminger & Waton, 1982).

Da Alpträume vorwiegend ein Phänomen des REM-Schlafs sind, können Substanzen, die den REM-Schlaf unterdrücken, auch die Auftretenshäufigkeit von Alpträumen minimieren. Nach Absetzen dieser Substanzen kommt es aber in der Regel zu dem sogenannten REM-Rebound, also einer Zunahme des REM-Schlafs, die sich auch schon in der ersten Nachthälfte zeigt. Durch diesen REM-Rebound steigt dann die Wahrscheinlichkeit für das Auftreten von Alpträumen an. Substanzen, die den REM-Schlaf unterdrücken, bzw. bei Absetzen zu REM-Rebound führen, sind Alkohol, Benzodiazepine und bestimmte Antidepressiva. Es ist davon auszugehen, dass ein Großteil der für Benzodiazepine berichteten Alpträume vor allem auf den REM-Rebound dieser Substanzen zurückgeht. Da der Beginn einer REM-Schlaf-Episode durch die Zunahme cholinerger Aktivität bei gleichzeitiger Hemmung noradrenerger und serotonerger Aktivität gekennzeichnet ist (McCarley & Hobson, 1975), wird die Wahrscheinlichkeit für das Auftreten von Alpträumen durch die Gabe von Acetylcholin und die dadurch bedingte Zunahme des REM-Schlaf-Anteils erhöht. Ebenso können auch sekundär cholinerg wirksame Medikamente, wie Neuroleptika und Antidepressiva, zu Alpträumen führen.

Unter den *illegalen Drogen* sind Amphetamine, Kokain und Marihuana dafür bekannt, Alpträume auszulösen. Dies gilt auch für den Entzug dieser Substanzen. Diese Drogen wirken vorwiegend auf das adrenerge und dopaminerge System bzw. auf das cholinerge System (Marihuana). Die Erhöhung der Alptraumfrequenz wird vermutlich über eine dopaminerge Übererregung bzw. einen REM-Rebound ausgelöst (Elbert & Rockstroh, 1990; Pagel & Helfter, 2003).

2.7 Folgen der Alpträume

Alpträume ihrerseits können auch mit einer erhöhten Belastung *(nightmare distress)*, vor allem vermehrter Ängstlichkeit, Besorgtheit und Beschäftigung mit sich selbst, einhergehen. Daher können Alpträume selbst als ein Stressor fungieren, der seinerseits wiederum zu einer vermehrten Belastung führt, die sich in erneuten Alpträumen niederschlagen kann. Vermutlich stellt aber nicht die bloße Alptraumhäufigkeit einen belastenden Faktor dar, sondern die Persönlichkeitsstruktur des Alpträumenden scheint hier eine wesentliche vermittelnde Funktion zu spielen. So konnte Belicki (1992) zwar nur eine schwache Korrelation zwischen der Alptraumhäufigkeit und der Belastung durch Alpträume nachweisen, kommt aber zu dem Schluss, dass die Persönlichkeitsstruktur oder psychopathologische Auffälligkeiten des Alpträumers eine wesentliche Rolle für die Belastung durch Alpträume spielen. In demselben Sinne fanden Lang und O'Connor (1984) eine Beziehung zwischen Neurotizismus und der Belastung nach einem Alptraum. In einer vierwöchigen prospektiven Studie an häufigen Alpträumern konnten Köthe und Pietrowsky (2001) aufzeigen, dass Alpträumende mit hohen Neurotizismuswerten mehr unter den Alpträumen litten als solche mit niedrigen. Hohe Neurotizismuswerte gingen auch mit erhöhter Zustandsangst am Tag nach einem Alptraum einher. In Interaktion mit der Persönlichkeitsstruktur scheinen Alpträume somit selbst wieder einen belastenden Faktor darzustellen. In diesem Zusammenhang sei auch nochmals auf die erhöhte Suizidalität bei Personen mit häufigen Alpträumen hingewiesen.

Kapitel 3
Diagnostik und Indikation

Überblick

In diesem Kapitel werden Methoden zur Erfassung von Alpträumen vorgestellt, nämlich die retrospektive Einschätzung durch die Patientinnen und Patienten sowie die Erfassung der Alpträume mithilfe von Protokollen oder Tagebüchern und Fragen der Indikation erörtert.

Die Diagnostik von Alpträumen sollte aufgrund der Kriterien der ICD-10 oder des DSM-5 erfolgen (vgl. Tabelle 2 in Kapitel 1.4). Das Kriterium des Erwachens durch den Alptraum ist nicht unumstritten und wird im DSM-5 nicht mehr erwähnt. Die ICD-10- und DSM-5-Kriterien beziehen sich auf das Auftreten von Alpträumen bei Erwachsenen. Wie oben erwähnt, sind Alpträume bei Kindern ein häufiges und meist eher passageres Phänomen, weshalb ihnen nicht per se ein Störungswert zuerkannt wird. Erst bei sehr häufigem Auftreten, bzw. keinem spontanen Abklingen der Symptomatik und zusätzlichem starken Leidensdruck ist eine Indikation für eine entsprechende psychotherapeutische Behandlung gegeben. Im Folgenden werden wir uns daher auf die Diagnostik und Indikation bei Erwachsenen beschränken.

Neben der notwendigen Überprüfung der Störungskriterien gemäß ICD-10 oder DSM-5 für die Diagnosestellung einer Alptraum-Störung, kann es für die Diagnostik auch relevant sein, die Häufigkeit von Alpträumen und die durch sie ausgelöste Belastung zu erheben. Die quantitative Erfassung der Alpträume kann auf mehrere Arten erfolgen. Am einfachsten ist es, die Zahl der Alpträume innerhalb eines bestimmten Zeitraums retrospektiv durch die Patientin oder den Patienten schätzen zu lassen. Diese Methode wird häufig verwandt und es hat sich gezeigt, dass trotz möglicher Rückschaufehler die Schätzung recht zuverlässig ist. Im Allgemeinen wird dabei die Anzahl der Alpträume während der letzten vier Wochen oder während des letzten Jahres erfragt. Zuverlässiger und noch etwas genauer, ist die Erfassung der Alpträume mithilfe von Protokollen oder Tagebüchern, die jeden Morgen ausgefüllt werden. Für die weitere quantitative Beurteilung der Alpträume ist es hilfreich zu wissen, ob diese gelegentlich oder häufig auftreten und akut oder andauernd sind (vgl. Kapitel 1).

Die Belastung durch Alpträume, die ja wie erwähnt nur teilweise von der Häufigkeit der Alpträume abhängig ist, lässt sich mit dem Nightmare Distress Questionnaire (NDQ von Belicki & Belicki, 1982; Böckermann, Gieselmann & Pietrowsky, 2014) erfassen. Dieser Fragebogen erfasst die Alptraumbelastung anhand von 13 Items, die auf drei Faktoren laden. Ein neueres Messinstrument zur Erfassung der Alptraumbelastung ist der Cognitive Appraisal of Nighmares (CAN)-Fragebogen von Gieselmann, Elberich, Mathes und Pietrowsky (2020), der die Alptraumbelastung in Abhängigkeit von Bewertungs- und Copingprozessen auf der Basis des Stressmodells von Lazarus erfasst. Sowohl für den NDQ als auch für den CAN gibt es eine deutsche Übersetzung, die bei den Autoren angefordert werden kann.

Die Indikation zur Behandlung von Alpträumen ist von mehreren Faktoren abhängig. Zum einen setzt sie natürlich eine ordnungsgemäße Diagnostik und Differenzialdiagnostik der Störung gemäß den gängigen Klassifikationssystemen (ICD-10, DSM-5) voraus. Die Beeinträchtigungen durch Alpträume können z. B. darin liegen, dass die Patientinnen und Patienten aus Angst vor Alpträumen schlecht einschlafen oder das Zubettgehen hinauszögern/vermeiden, dass sie nach einem Alptraum bedrückt oder ängstlich und nicht voll belastbar sind („Alptraumkater"). Das Kriterium des subjektiven Leidens oder der Beeinträchtigung, welches ja meist bei psychischen Störungen eine wichtige Rolle spielt, ist beim Vorliegen einer Alptraum-Störung von besonderer Relevanz, weil hier, etwa im Gegensatz zu Angststörungen, selten ein objektivierbares Vermeidungsverhalten oder objektivierbare Symptome wie etwa bei der Depression auszumachen sind. Hier sind die oben genannten Fragebögen (NDQ und CAN) zur Quantifizierung der Beeinträchtigung und des subjektiven Leidens angeraten. Als nächster Schritt ist dann zu differenzieren, ob die Alpträume als alleiniges psychopathologisches Störungsmerkmal auftreten, oder ob sie komorbid von einer anderen Störung begleitet werden. Wenn die Alpträume allein auftreten, aber einen entsprechenden Leidensdruck verursachen, ist eine Behandlung dieser Alpträume indiziert. Wenn zusätzlich eine weitere komorbide Störung diagnostiziert wird (die oft auch im Vordergrund stehen kann), ist deren Behandlungsindikation ebenfalls zu prüfen. In der Regel ist es dann indiziert, sowohl die Alpträume als auch die komorbide Störung zu behandeln, was in der Regel dadurch geschieht, dass die Behandlung der Alpträume als ein separater Behandlungsbaustein in der, im allgemeinen länger dauernden Behandlung der komorbiden Störung, eingefügt wird.

Eine Besonderheit stellen die posttraumatischen Alpträume bei der PTBS dar. Hier hängt es von dem gewählten Behandlungsansatz der PTBS ab, ob die Alpträume explizit behandelt werden oder ob sie bereits durch eine erfolgreich durchgeführte Trauma-Exposition abklingen. Soll zusätzlich zu einer Trauma-Exposition eine gesonderte Alptraumtherapie durchgeführt werden, kann dies entweder im Vorfeld des konfrontativen Verfahrens oder im Anschluss an dieses, wenn die Alpträume trotz der Traumatherapie weiterhin bestehen bleiben, erfolgen. Aufgrund der bislang vorliegenden empirischen Evidenz ist in vielen Fällen von einer Verbesserung der Alptraumsymptomatik und auch der restlichen PTBS-Symptomatik durch die Behandlung der Alpträume auszugehen (vgl. Kapitel 4.5.1), sodass grundsätzlich bei PTBS-Patientinnen und Patienten von einer Indikation zur Alptraumbehandlung auszugehen ist. Darüber hinaus gibt es Hinweise dafür, dass traumatisierte Personen mit einer geringeren Wahrscheinlichkeit eine PTBS entwickeln, wenn sich ihre Träume über die Zeit hinweg ändern (Rothbaum & Mellman, 2001). Eine schematische Darstellung zur Indikationsstellung ist der Abbildung 1 zu entnehmen.

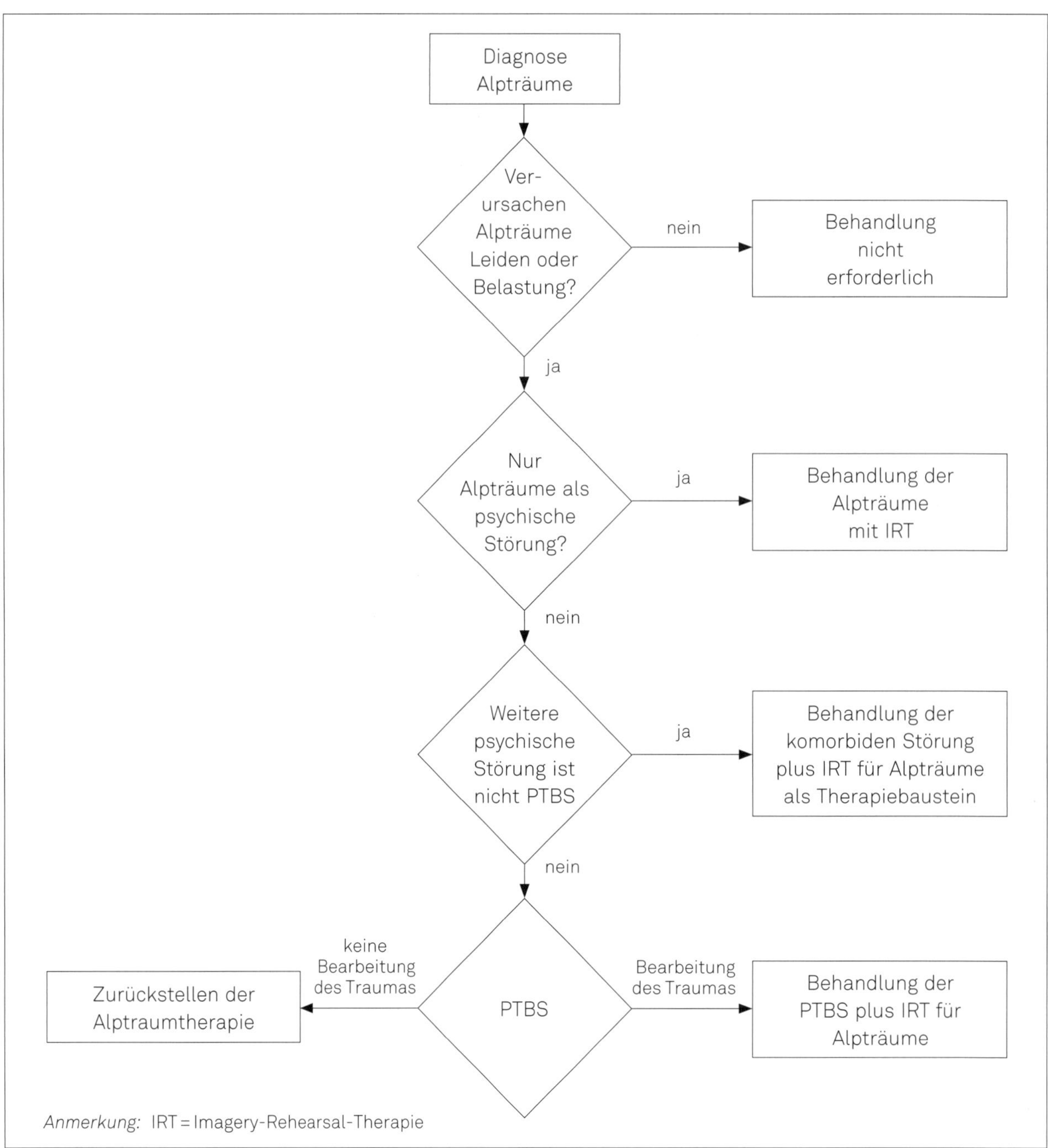

Abbildung 1: Ablaufschema zur Indikation einer Alptraumbehandlung

Kapitel 4
Stand der Therapieforschung

Überblick

In diesem Kapitel werden folgende psychologische Therapieansätze zur Behandlung von Alpträumen vorgestellt:
- Entspannungsverfahren,
- Hypnosetherapie,
- Expositionsverfahren,
- Luzides Träumen,
- Imagery-Rehearsal-Therapie.

Seitdem in den letzten Jahrzehnten aufgrund mangelnder empirischer Evidenz somatisch oder external orientierte Behandlungsansätze (Ernährungsumstellung, Wechsel der Matratze, Vermeidung physikalischer Reize während des Schlafens wie Lärm oder Mondlicht) nicht mehr angewendet werden, dominieren psychologisch orientierte Therapieansätze bei der Behandlung von Alpträumen. Grundsätzlich ist ferner zu beachten, dass Alpträume, die im Rahmen anderer psychischer Störungen auftreten, häufig nicht gesondert behandelt wurden. In der Regel wurde dann die komorbide Störung (z.B. Depression, Angststörung, PTBS) behandelt in der Hoffnung, dass sich mit der Heilung oder Linderung dieser Störung auch die begleitenden Alpträume reduzieren oder verschwinden. Diesem Therapieansatz liegt eine Hierarchisierung der Symptome zugrunde, die davon ausgeht, dass die Alpträume der komorbiden Störung untergeordnet sind und lediglich ein Symptom derselben darstellen. Allerdings hat sich gezeigt, dass Alpträume oft auch noch nach dem Rückgang der erfolgreich behandelten komorbiden Störung persistieren (Cellucci & Lawrence, 1978a; Spoormaker, 2008). Eine solche Herangehensweise wird natürlich auch nicht denjenigen Alpträumen gerecht, die bei Erwachsenen als alleinige Störung auftreten.

Obwohl in der psychologischen Fachliteratur seit Jahren und Jahrzehnten Therapieansätze, Fallstudien und kontrollierte Therapiestudien zur Behandlung von Alpträumen berichtet werden, ist die Möglichkeit der psychotherapeutischen Behandlung von Alpträumen erstaunlich wenig bekannt. Viele Psychotherapeutinnen und -therapeuten sowie Ärztinnen und Ärzte schenken den Alpträumen keine besondere Aufmerksamkeit oder hoffen, sie durch die Behandlung komorbider oder vermeintlich ursächlicher anderer Störungen zum Verschwinden zu bringen. Aus empirischen Untersuchungen (Schredl & Göritz, 2014; Thünker, Norpoth, von Aspern, Özcan & Pietrowsky, 2014) und eigener klinischer Erfahrung ist bekannt, dass viele Patienten, die sich wegen ihrer häufigen und belastenden Alpträume hilfesuchend an Ärztinnen oder Psychotherapeutinnen wenden, häufig nicht ernst genommen werden oder keine adäquate Therapie bekommen.

Die psychologischen Therapieansätze zur Behandlung von Alpträumen (sowohl als komorbide wie auch als alleinige Störung) haben sich aus unterschiedlichen psychotherapeutischen Schulen und theoretischen Ansätzen entwickelt. Neben reinen Entspannungsverfahren, die sich als wenig wirksam erwiesen haben und hypnotherapeutischen Ansätzen, zu denen es kaum kontrollierte Studien gibt, sind kognitiv-verhaltenstherapeutische Ansätze die Methode der Wahl bei der Behandlung von Alpträumen. Bevorzugte Entspannungsverfahren bei der Behandlung von Alpträumen sind die Progressive Muskelentspannung, das Autogene Training und Yoga. Die hypnotherapeutischen Verfahren bedienen sich der hypnotischen Suggestion, um den Alptrauminhalt zu ändern. Kognitiv-verhaltenstherapeutische Behandlungsansätze für Alpträume sind Expositionsverfahren, Luzides Träumen und die Imagery-Rehearsal-Therapie. Neuere Übersichtsarbeiten kommen zu dem Schluss, dass auch eine pharmakologische Behandlung von Alpträumen, vor allem mit Prazosin, einem blutdrucksenkenden Mittel (alpha-1 adrenerger Antagonist) möglich und wirkungsvoll ist (Augedal, Hansen, Kronhaug, Harvey & Pallesen, 2013; Aurora, Zak, Auerbach, Casey, Chowdhuri, Krippot, Maganti, Ramar, Kristo, Bista, Lamm & Morgenthaler, 2010; Morgenthaler, Auerbach, Casey, Kristo, Maganti, Ramar, Zak & Kartje, 2018). Im Folgenden werden wir uns auf die psychologischen Therapieansätze beschränken, die den pharmakologischen überlegen sind (Morgenthaler et al., 2018).

4.1 Entspannungsverfahren

Eine Methode zur Behandlung von Alpträumen ist die Entspannung. Hintergrund dieses Ansatzes ist die Annahme, dass durch körperliche und mentale Entspannung (z.B. durch Progressive Muskelrelaxation (PMR), Autogenes Training oder Yoga) zum einen sich die aktuelle Stressbelastung der Patientin bzw. des Patienten reduziert und zum anderen die Schwelle zur Auslösung eines Alptraums erhöht wird (Spoormaker, 2008). Die PMR wurde von Edmund Jacobson ab 1908 an der Harvard University gegen Angst- und Spannungszustände entwickelt und gehört inzwischen, da sie leicht und schnell erlernbar ist, zu den am häufigsten verwendeten Entspannungsmethoden (Bernstein, Borkovec, Höfler & Kattenbeck, 2007). Bei der PMR wird durch systematische und sukzessive An- und Entspannung von einzelnen Muskelgruppen und die bewusste Konzentration auf die resultierenden Gefühle im An- und Entspannungszustand ein Gefühl tiefer Entspannung herbeigeführt.

Vor dem Hintergrund, dass Stress nächtliche Alpträume induzieren kann, erscheint die Anwendung von Entspannungsübungen im Kontext der Schlafhygiene sinnvoll. Allerdings ist sie als alleinige Behandlungsmethode nicht überzeugend. Burgess, Gill und Marks (1998) verglichen in ihrer Studie die Alptraumhäufigkeit von drei Probandengruppen nach einem Monat und nach sechs Monaten Behandlung. Die Versuchsteilnehmenden der ersten Gruppe führten anhand eines Manuals eine Selbstexpositionsbehandlung zu Hause durch. Sie sollten ihre Alpträume nach dem Erwachen sofort notieren und sich das Alptraumgeschehen noch einmal bildlich vorstellen. Die Teilnehmenden der zweiten Gruppe führten selbstständig gemäß einem Manual Entspannungsübungen zu Hause durch. Sie sollten täglich 30 bis 60 Minuten lang die PMR nach Jacobson üben. Die dritte Gruppe war eine Wartelistenkontrollgruppe. Die Ergebnisse zeigen, dass in der Selbstexpositionsgruppe die Alptraumhäufigkeit signifikant stärker reduziert wurde als in den anderen beiden Gruppen. Die Teilnehmenden der Selbstentspannungsgruppe zeigten gegenüber den Teilnehmerinnen und Teilnehmern der Wartelistenkontrollgruppe keine stärkere Reduktion der Alptraumhäufigkeit. In keiner der Gruppen zeigte sich eine Verminderung der Alptraumintensität. In der Studie von Miller und DiPilato (1983) wurden ebenfalls die Alptraumfrequenz und Alptraumintensität als abhängige Variablen in drei Gruppen untersucht. In der ersten Gruppe wurde die PMR durchgeführt, in der zweiten Gruppe nahmen die Versuchsteilnehmenden an einer Systematischen Desensibilisierung teil. Die dritte Gruppe war eine Wartelistenkontrollgruppe. Nach 15 Wochen zeigte sich, dass die Alptraumfrequenz in den beiden Interventionsgruppen im Vergleich zur Wartelistenkontrollgruppe signifikant abnahm. Zwischen den beiden Interventionsgruppen gab es jedoch keine signifikanten Unterschiede. Die drei Gruppen unterschieden sich nicht bezüglich der Alptraumintensität. In der 25. Woche, nachdem auch die Wartelistenkontrollgruppe eine Behandlung erhalten hatte, gab es keine signifikanten Gruppenunterschiede in der Alptraumfrequenz mehr. Allerdings zeigte sich, dass in beiden (ursprünglichen) Interventionsgruppen die Alptraumintensität stärker reduziert war als in der ursprünglichen Wartelistenkontrollgruppe. Doch auch zwischen den beiden Interventionsgruppen konnte ein signifikanter Unterschied für die Alptraumintensität gefunden werden: Die Gruppe, die die Systematische Desensibilisierung durchgeführt hatte, berichtete eine geringere Alptraumintensität als die Entspannungsgruppe. Daraus kann geschlossen werden, dass alleinige Entspannungsverfahren zur Behandlung der Alpträume Expositionsbehandlungen unterlegen sind.

4.2 Hypnotherapeutische Verfahren

Hypnotherapeutische Verfahren werden seit langem in der Behandlung von Alpträumen erfolgreich eingesetzt. Es besteht insofern auch eine gewisse inhaltliche Nähe zwischen Hypnose und Träumen, dass beide Phänomene mit einem geänderten Bewusstseinszustand einhergehen und in ihnen dissoziative Prozesse stattfinden (Kennedy, 2002). So wird davon ausgegangen, dass unter Hypnose die durch einen Alptraum ausgelösten Affekte leichter zugänglich sind und leichter verändert werden können. Es lassen sich verschiedene Ansatz- und Erklärungsweisen für die Hypnosetherapie bei Alpträumen unterscheiden (Kennedy, 2002):

- Transformation des Alptraums, während die Patientin oder der Patient ihn unter Hypnose wieder erinnert; dabei werden neue Elemente zum Traum hinzugefügt oder andere eliminiert oder geändert.
- Exposition des Alptraums unter Hypnose, sodass die Patientin oder der Patient den Alptraum bewältigen kann, z. B. durch Unterbrechen der hypnotischen Alptraumexposition oder sukzessiver Einbettung in weniger bedrohliche Kontexte.
- Lösen des Alptraums, indem die Patientin oder der Patient in Hypnose zu der Stelle des Alptraums geführt wird, an der er ursprünglich erwachte und dann ein gutes Ende für den Traum gefunden wird.

Mehrere Kasuistiken bestätigten die Wirksamkeit der Hypnosetherapie bei Alpträumen. So konnte etwa Seif (1985) bei einem Patienten mit seit neun Jahren immer wiederkehrenden Alpträumen und sekundärer Insomnie durch eine entlastende hypnotische Instruktion ein vollständiges Verschwinden der Alpträume und der Insomnie erreichen. Kingsbury (1993) berichtet in mehreren Kasuistiken, mithilfe der Methode unter Hypnose den Alptraum ab dem ursprünglichen Aufwachzeitpunkt neu zu gestalten und zu einem guten Ende zu führen, ein Verschwinden häufiger, wiederkehrender Alpträume. Mithilfe der Technik, unter Hypnose den Alptraum zu transformieren, und bestimmte ängstigende Elemente zu verändern, konnte Kennedy (2002) bei einer Patientin wiederkehrende Alpträume beenden. Es muss allerdings beachtet werden, dass für die Wirksamkeit der Hypnosetherapie bei Alpträumen bislang nur Kasuistiken und keine kontrollierten Therapiestudien vorliegen. Bei traumatisierten Patientinnen und Patienten kann unter Umständen eine hypnotherapeutische Behandlung der Alpträume kontraindiziert sein und das Verfahren an seine Grenzen stoßen.

Die genannten hypnotherapeutischen Vorgehensweisen unterscheiden sich nicht grundsätzlich von den kognitiv-verhaltenstherapeutischen Methoden der Alptraumbehandlung (vgl. Kapitel 4.3 und Kapitel 4.5) in den angestrebten Zielen. Sie werden hier aber trotzdem separat aufgeführt, weil die Methodik, wie diese Ziele durch Transformation, Exposition oder Lösung des Alptraums erreicht werden, sich durch die Verwendung der hypnotischen Trance unterscheidet. Zugleich weist die Konvergenz der hypnotherapeutischen und kognitiv-verhaltenstherapeutischen Ansätze auf die Existenz eines grundlegenden therapeutischen Mechanismus hin, der durch verschiedene Techniken oder Methoden aktiviert werden kann.

4.3 Exposition

Grundgedanke der Anwendung von Expositionsbehandlung bei Alpträumen ist die Annahme, dass Alpträume, wie jedes andere Verhalten auch, Konditionierungsmechanismen wie Verstärkung und Löschung unterworfen sind. Bei der Exposition setzen sich die Patientinnen und Patienten dem angstbesetzten Alptraum in ihrer Vorstellung so lange aus, bis dieser keine Angst mehr induziert (Halliday, 1987). Ein Beispiel für eine Expositionsbehandlung ist die Systematische Desensibilisierung. Angstinduzierende Komponenten eines Alptraums werden identifiziert und die Patientin oder der Patient wird für diese Komponenten desensibilisiert. Beispielsweise kann die PMR nach Jacobson verwendet werden; aber auch andere Entspannungsübungen sowie positive Vorstellungsübungen können durchgeführt werden, um einen angstinkompatiblen Zustand zu erlangen. Konkret sieht die Prozedur so aus, dass die Patientin oder der Patient gebeten wird, sich zu entspannen. Im entspannten Zustand soll die erste Sequenz des Alptraums vorgestellt werden. Dies wird solange wiederholt, bis die Patientin oder der Patient sich diesen Teil des Alptraumgeschehens angstfrei vorstellen kann. Dann geht man über zur nächsten Sequenz des Alptraums und verfährt ebenso. Im Gegensatz zur Exposition bei Phobien folgt die Exposition gegenüber Alptraum inhalten in der Regel nicht einer hierarchischen Abfolge der angstinduzierenden Alptraumsequenzen, sondern deren zeitlicher Abfolge (Halliday, 1987). Cellucci und Lawrence (1978a) verglichen in einer Studie die Wirksamkeit der Systematischen Desensibilisierung mit der Selbstaufzeichnung von Alpträumen und einer Placebo-Behandlung, bei der die Alpträume diskutiert wurden. Die Probanden, die die Systematische Desensibilisierung durchgeführt hatten, zeigten eine signifikant stärkere Reduktion der Alptraumhäufigkeit sowie der wahrgenommenen Intensität im Vergleich zu den beiden anderen Gruppen. Die oben erwähnte Studie von Miller und DiPilato (1983) erbrachte ebenfalls Evidenz für die Wirksamkeit der Systematischen Desensibilisierung bei Alpträumen (gegenüber Entspannungsverfahren).

Eine andere Form der Expositionsbehandlung ist die Selbstexposition, bei der die Patientinnen und Patienten gebeten werden, ihre Alpträume zu notieren und sich diese dann noch einmal vorzustellen. Der

Unterschied zur Systematischen Desensibilisierung liegt darin, dass bei diesem Ansatz weder ein schrittweises Vorgehen noch eine Entspannung erfolgen. In den Studien von Burgess et al. (1998) sowie von Grandi, Fabbri, Panattoni, Gonnela und Marks (2006) wurde der Ansatz der Selbstexposition untersucht. In der Studie von Burgess et al. (1998) reduzierte dieser Therapieansatz im Vergleich zu einer Entspannungsbedingung und einer Wartezeit die Alptraumfrequenz erfolgreicher. In der Studie von Grandi et al. (2006) verbesserte sich die Alptraumsymptomatik durch eine Selbstexpositionsbehandlung von vier Wochen, verglichen mit einer Wartelistenkontrollgruppe, selbst noch in einem 4-Jahres-Follow-up. Allerdings sind Expositionsbehandlungen allgemein, sei es in Form einer Systematischen Desensibilisierung oder in Form einer Selbstexposition, mit einer großen Belastung für die Patientinnen und Patienten verbunden, da sie sich dem angstbesetzten Stimulus aussetzen müssen, und werden daher von vielen Betroffenen gemieden. So erklärt sich vermutlich, dass die Expositionsgruppe in der Studie von Burgess et al. (1998) eine hohe Drop-out-Rate aufwies. Besonders bei Patientinnen und Patienten mit posttraumatischen Alpträumen kommt die Alptraumexposition der Traumaexposition gleich und kann eine Belastung darstellen, die nicht zu jedem Zeitpunkt und in jedem Fall zumutbar ist.

Neuere Therapiestudien, in denen die Exposition an die Alptrauminhalte verglichen wurde mit der Bewältigung von Alpträumen, etwa durch die Methode der IRT (vgl. Kapitel 4.5), erbrachten ebenfalls Evidenz dafür, dass die Konfrontation mit dem Alptraum eine wirksame Methode zur Behandlung der Alpträume darstellt (z.B. Gieselmann, Böckermann, Sorbi & Pietrowsky, 2017; Kunze, Arntz, Morina, Kindt & Lancee, 2017). In der Studie von Kunze et al. (2017) konnte gezeigt werden, dass die Exposition an bzw. mit dem Alptraum ähnliche Effekte hatte wie die IRT, dass die Exposition allerdings zu mehr Aktivierung und damit mehr Unbehagen bei den Patientinnen und Patienten führte. Gieselmann et al. (2017) fanden die Exposition bezüglich der Reduktion der Alptraumhäufigkeit der IRT ebenbürtig, hinsichtlich der Reduktion der Alptraumbelastung aber der IRT unterlegen.

4.4 Luzides Träumen

Luzides Träumen bedeutet, dass sich eine Person der Tatsache bewusst ist, dass sie gerade träumt (Spoormaker & van den Bout, 2006). Die Nutzbarmachung des luziden Träumens als Behandlungsansatz lässt sich den „kognitiv-restrukturierenden Therapien" zurechnen (Spoormaker, 2008). Luzide zu träumen ist eine (mehr oder weniger leicht) erlernbare Fähigkeit; eine Übersicht über die verschiedenen Techniken zum Erlernen luziden Träumens bietet Erlacher (2010). Tholey und Utecht (1987) beschreiben weitere Kriterien für das luzide Träumen, neben denen, dass der Träumende weiß, dass er träumt und in das Traumgeschehen eingreifen kann; wobei die Kriterien eins bis vier als notwendige Kriterien gelten, während die Kriterien fünf bis sieben nicht zwingend zutreffen müssen.

Kriterien für luzide Träume nach Tholey und Utecht (1987)

1. Klarheit über den Bewusstseinszustand, d.h., man weiß, dass man träumt.
2. Klarheit über die eigene Entscheidungsfreiheit, d.h., man entscheidet über Flucht, Konfrontation oder Annäherung etwa bei einer Begegnung mit einer (Alp-)Traumfigur.
3. Klarheit des Bewusstseins, im Gegensatz zum Verwirrtheits- oder Dämmerzustand.
4. Klarheit über das Wachleben, d.h., man weiß, wer man ist und was man sich für diesen Traum vorgenommen hat.
5. Klarheit der Wahrnehmung. Man sieht, hört, riecht, schmeckt und fühlt.
6. Klarheit über den Sinn des Traumes.
7. Klarheit der Erinnerung an den Traum.

Laut Erlacher (2010) haben 51% der Befragten einer repräsentativen Umfrage angegeben, das Phänomen des luziden Träumens zu kennen. Schlafphysiologisch sind luzide Träume den REM-Phasen zuzuordnen (Erlacher, 2010).

Luzides Träumen kann in der Alptraumtherapie eingesetzt werden, weil es dem Träumenden ermöglicht, modulierend in die Alptraumhandlung einzugreifen. Zur Therapie von Alpträumen ist dies ein vielversprechender Ansatz, jedoch wurden bisher nur wenige Studien zur Evaluation dieses Ansatzes durchgeführt (Spoormaker, 2008). In fünf Fallstudien haben Zadra und Pihl (1997) die Effektivität des Ansatzes untersucht. Zwei ihrer Alptraum-Patienten wurden mit PMR, Imaginationsübungen sowie luzidem Träumen therapiert, während die anderen drei Patienten allein das luzide Träumen als Therapiemaßnahme erhielten. Alle fünf Patienten zeigten eine Verbesserung der Alptraumsymptomatik. Laut Zadra und Pihl (1997) bestätigen diese Befunde die Ergebnisse anderer Studien, die ebenfalls das luzide Träumen als wirksame Therapie bei Alpträumen belegen konnten. Fraglich bleibt nach den Autoren jedoch, ob die Luzidität die entscheidende Wirkkomponente zur Verbesserung der Alptraumsymptomatik darstellt oder ob es nicht schlicht die Fähigkeit ist, bestimmte Alptraumaspekte zu verändern. In der Studie von Spoormaker und van den Bout (2006) zeigte sich, dass Luzidität keine notwendige Bedingung für die Reduktion der Alptraumfrequenz war, sodass die primär therapeutische Komponente dieses Therapieansatzes weiterhin unklar ist. Auch ist das Erlernen des luziden Träumens relativ zeitaufwendig und vermutlich nicht allen Menschen gegeben. Positive und ermutigende Ergebnisse für den Einsatz des luziden Träumens in der Behandlung von Alpträumen kommen von Holzinger (2013). So vermindert der Einsatz luziden Träumens als Add-on-Methode zu einer Gestalttherapie die Alptraumfrequenz früher und nachhaltiger als die Gestalttherapie ohne luzides Träumen.

4.5 Imagery-Rehearsal-Therapie (IRT)

Der Therapieansatz der *Imagery-Rehearsal-Therapie* (IRT) geht ebenfalls kognitiv-restrukturierend vor (Spoormaker, 2008) und gilt gegenwärtig als der Goldstandard in der Behandlung von Alpträumen. Die IRT ist sehr effektiv und einfach, da in der Regel wenige Therapiestunden (z.B. vier zweistündige Sitzungen im Gruppensetting) benötigt werden (Krakow & Zadra, 2006). Das Verfahren wurde von der Arbeitsgruppe um Krakow an der University of New Mexico in Albuquerque entwickelt. Es basiert aber auf früheren Arbeiten, in denen Alpträume durch das Wiederholen oder Proben (Rehearsal) des Alptraums (Marks, 1978) oder das Wiederholen des Alptraums mit einem geänderten Ausgang (Bishay, 1985) erfolgreich behandelt wurden. Die Weiterentwicklung der IRT aus den Rehearsal-Ansätzen besteht vor allem darin, dass (1) die Wiederholung des *veränderten* Traums explizit unter Imagination stattfindet, wodurch eine lebhaftere Vorstellung des neuen Traums erfolgt und (2) die Patientinnen und Patienten bei der Änderung des zu imaginierenden neuen Traumskriptes angeleitet werden.

Im Einzelnen beinhaltet die IRT folgende Therapiebausteine:

- Zunächst erhalten die Patientinnen und Patienten Informationen über das Verfahren und das Auftreten von Alpträumen.
- Der Kern der IRT besteht darin, dass die Betroffenen den Verlauf eines Alptraums ändern, indem sie Elemente aus ihrem Alptraum entfernen bzw. ersetzen, so wie sie es wünschen, und das neue Traumskript in ihrer Vorstellung einmal pro Tag mindestens für drei bis sieben Tage üben, bevor ein neuer Alptraum bearbeitet wird (Krakow & Zadra, 2006).
- Selbstständiges Anwenden der Methode auf weitere oder neu auftretende Alpträume.

Bei der Veränderung des Alptraums ist es wichtig, dass das neue Traumskript nicht allzu sehr von dem ursprünglichen Alptraum abweicht, sodass noch eine große assoziative Nähe zum ursprünglichen Alptraum gegeben ist, und nur besonders bedrohliche Szenen oder Elemente abgeändert werden. Bei Kindern wurde die IRT bisher nicht systematisch durchgeführt oder erforscht. Fallstudien weisen darauf hin, dass bei ihnen eine Maltherapie durchgeführt werden kann, die auf den Kernelementen der IRT basiert und darin besteht, einen schlechten Traum zu malen, dieses Bild dann so zu verändern, dass es nicht mehr bedrohlich ist. Gegebenenfalls kann ein neues Bild eines fröhlichen Traums gemalt werden, welches das Kind sich über sein Bett hängen kann (Schredl, 2006; Webb, 2001, vgl. hierzu auch Kapitel 12).

Die IRT zur Behandlung von Alpträumen wurde ursprünglich als Gruppentherapie durchgeführt, wobei in Kleingruppen (fünf bis zwölf Teilnehmende) die Instruktion zur Alptraummodifikation unter Imagination erfolgte (Kellner, Neidhardt, Krakow & Pathak, 1992; Krakow et al., 1995). In den ersten Studien zur IRT erfolgte die Instruktion – und damit auch der Kontakt zwischen Patientin bzw. Patient und Therapeutin bzw. Therapeut – nur in einer Therapiesitzung, die bis zu zweieinhalb Stunden dauern konnte. Dann wurde den Patientinnen und Patienten eine Handanweisung zur Durchführung der IRT mitgegeben und sie führten die Therapie als angeleitete Selbsthilfemaßnahme selbst durch (Kellner et al., 1992; Krakow et al., 1995). Später wurden die Instruktionssitzungen erweitert, z.B. auf zwei dreistündige Sitzungen und eine einstündige Follow-up-Sitzung (Krakow, Hollifield et al., 2001). Auf der Basis mehrere Übersichtsarbeiten und Metaanalysen (vgl. Kapitel 4.5.1 und Kapitel 4.5.2) ist die IRT momentan als Therapie der Wahl bei der Behandlung von Alpträumen anzusehen.

4.5.1 Ergebnisse zur Wirksamkeit der Imagery-Rehearsal-Therapie

In einer frühen Untersuchung des Verfahrens, in der allerdings noch keine konkreten Hilfestellungen gegeben wurden, wie die Patientinnen und Patienten die Alpträume unter Imagination ändern sollten („when you come to the end of the nightmare change the ending“) konnten Kellner et al. (1991) in vier Einzelfallstudien bei Patienten mit schweren und häufigen Alpträumen deutliche Reduktionen der Alptraumhäufigkeit und -intensität feststellen. Bei drei der vier Patienten verschwanden die Alpträume bereits nach der ersten Sitzung; allerdings ist gerade in diesen Fällen nicht auszuschließen, dass es sich hierbei um unspezifische Behandlungseffekte handelt.

In einer weiteren Studie untersuchten Kellner et al. (1992) die Effekte einer IRT im Vergleich zu einer Systematischen Desensibilisierung bei 28 Alptraum-Patienten (randomisierte Gruppenzuweisung). Zu den Follow-up-Messzeitpunkten nach vier und sieben Monaten zeigte sich in beiden Behandlungsgruppen eine signifikante Reduktion der Alptraumhäufigkeit, es gab jedoch keine signifikanten Unterschiede zwischen beiden Behandlungsmethoden. Ebenso zeigte sich für beide Behandlungsgruppen bei einem Follow-up nach sieben Monaten ein signifikanter Rückgang der Ängstlichkeit, Depressivität, Feindseligkeit (jeweils gemessen mit der SCL-90) und des SCL-90-Gesamtscores.

In einer randomisierten Kontrollgruppenstudie an einer Stichprobe mit häufigen Alpträumen konnten Krakow, Kellner, Pathak und Lambert (1995) zeigen, dass die IRT in der Reduktion der Alptraumfrequenz zum Erhebungszeitpunkt drei Monate nach Beginn der Behandlung einer Wartelistenkontrollgruppe signifikant überlegen war. In einer weiteren Studie konnte die Arbeitsgruppe zeigen, dass die Reduktion der Alpträume auch zu einem deutlich späteren Messzeitpunkt von 18 Monaten nach Beginn der Behandlung noch erhalten ist und die Alptraumfrequenz gegenüber dem 3-Monats-Zeitpunkt sogar nochmals abgenommen hat (Krakow, Kellner, Pathak & Lambert, 1996). Es bestand auch ein signifikanter korrelativer Zusammenhang zwischen der Reduktion der Alpträume und einer verbesserten Schlafqualität zum Follow-up-Erhebungszeitpunkt nach 18 Monaten.

In einer Untersuchung an 168 Patientinnen und Patienten mit einer PTBS aufgrund eines sexuellen Übergriffes konnten Krakow, Hollifield et al. (2001) zeigen, dass die IRT gegenüber der randomisierten Wartelisten-Kontrollgruppe zu einer signifikanten Abnahme der Alpträume und der PTBS-Symptomatik und einer Zunahme der Schlafqualität nach drei und sechs Monaten geführt hat. Die Stabilität der Effekte konnte auch durch eine Intent-to-Treat-Analyse bestätigt werden, welche ein konservatives Auswertungsverfahren ist und alle Teilnehmenden einschließt, die überhaupt mit der Studie begonnen haben. In einer unkontrollierten Studie an Verbrechensopfern mit einer PTBS konnte ebenfalls gezeigt werden, dass die IRT (hier in Kombination mit Instruktionen zur Schlafhygiene und Schlafrestriktion) zu einer signifikanten Reduktion der Alptraumfrequenz im Prä-post-Vergleich führte (Krakow, Johnston et al., 2001). Die Reduktion der Alptraumhäufigkeit war signifikant korreliert mit dem Rückgang zentraler PTBS-Symptome wie Intrusionen, Vermeidungsverhalten und Arousal. Auch reduzierte sich die Insomnie bei diesen Patientinnen und Patienten deutlich und die Schlafqualität insgesamt verbesserte sich; aufgrund der zusätzlichen Therapieelemente zur Schlafhygiene und Schlafrestriktion dürften aber überwiegend diese Maßnahmen dafür verantwortlich sein.

In einer Übersicht über die Effektivität und Effizienz der IRT bei der Behandlung von Alpträumen kommt Krakow (2004) zu dem Schluss, dass das Verfahren in mehr als 90 % der von ihm oder seinen Mitarbeitenden angewandten Fällen gut angenommen wird und gute Erfolge erzielt, wenn die Technik mindestens einige Wochen angewandt wird. Bei Patientinnen und Patienten mit PTBS ist der Behandlungserfolg geringer, weil mehr als ein Drittel der traumatisierten Patientinnen und Patienten die Therapie gar nicht begonnen hat oder zu einem frühen Zeitpunkt beendet hat. Allerdings war bei den PTBS-Patientinnen und Patienten, die die IRT für mindestens einige Wochen durchgeführt hatten, ebenfalls eine 90-prozentige Response-Rate zu beobachten. Darüber hinaus zeigte sich, dass die IRT bei PTBS-Patientinnen und Patienten auch zu einer Reduktion der PTBS-Symptomatik führte, was vermutlich auf eine bessere Integration der Alpträume in die eigene Biografie, eine verbesserte Schlafqualität und eine erhöhte Selbstwirksamkeitsüberzeugung durch die IRT zurückzuführen ist.

Inzwischen liegen auch Bestätigungen für die erfolgreiche Anwendung der IRT zur Behandlung von Alpträumen von anderen Arbeitsgruppen vor. Diese Therapien fanden fast ausschließlich bei traumatisierten Patientinnen und Patienten statt. So konnten Forbes et al. (Forbes et al., 2001/2003) bei Soldaten mit einer PTBS mithilfe der IRT die Alptraumhäufigkeit und Alptraumintensität signifikant reduzieren. Dies war sowohl zum Therapieende als auch in Katamnesen nach drei Monaten und nach 12 Monaten der Fall. Wie in den oben berichteten Studien nahm auch hier die Alptraumsymptomatik im Katamnesezeitraum noch weiter ab, wobei dieser Rückgang vor allem zu Beginn des Follow-up-Intervalls besonders deutlich war. Mit anderen Worten: in allen Studien mit einem längeren Katamnesezeitraum zeigt sich eine zeitstabile Reduktion der Alptraumsymptomatik. Wenn die

Alpträume nachließen, schienen sie somit auch nicht mehr wieder zu kommen und eine weitere Reduktion, der im statistischen Mittel nur noch schwach vorhandenen Alptraumsymptomatik scheint aufgrund von Bodeneffekten nicht mehr möglich.

Positive Effekte einer einmaligen, dreistündigen IRT-Sitzung (mit anschließendem alleinigem Üben) auf idiopathische und posttraumatische Alpträume konnten Germain und Nielsen (2003) aufzeigen. Auch in dieser Studie reduzierte sich die Alptraumfrequenz und Ängstlichkeit. Es fanden sich keine Unterschiede zwischen den Personen mit idiopathischen und posttraumatischen Alpträumen. In einer weiteren Untersuchung (Germain, Shear, Hall & Buysse, 2007) wurde der Effekt einer einmaligen, 90-minütigen IRT-Sitzung (mit anschließendem alleinigem Üben für sechs Wochen) bei Patientinnen und Patienten mit posttraumatischen Alpträumen evaluiert. Hier zeigten sich allerdings nur Effekte auf die PTBS-Symptomatik (weniger Intrusionen und Hyperarousal), aber keine Effekte auf die Alptraumsymptomatik.

Eine spezielle Modifikation der IRT für Patientinnen und Patienten mit einer PTBS wurde von Davis entwickelt (Davis, 2009; Davis & Wright, 2006). Dieses Therapieverfahren enthält neben den IRT-Techniken Entspannung, Alptraummodifikation und Imagination noch eine spezifische und intensive Exposition des Traumageschehens und Änderung von Schlafgewohnheiten. Das sogenannte ERRT (Exposure, Relaxation & Rescripting Treatment) stellt eine erfolgreiche modifizierte Anwendung der IRT für traumatisierte Patientinnen und Patienten dar, wie Evaluationen des Verfahrens in Kasuistiken und randomisierten Kontrollstudien gezeigt haben. So konnte in vier Einzelfallstudien gezeigt werden, dass das ERRT bei allen Patientinnen und Patienten zu einer reduzierten Alptraumintensität führte. Bei drei der vier Personen zeigte sich eine Reduktion der Alptraumhäufigkeit, der PTBS-Symptomatik, der Depressivität und der Schlafprobleme (Davis, 2009). In einer randomisierten Kontrollstudie führte das Verfahren zu einer signifikanten Reduktion der Alptraumhäufigkeit und -intensität, von Schlafproblemen, der PTBS-Symptomatik und der Depressivität im Vergleich zu einer Wartelisten-Kontrollgruppe. Die Effekte waren auch nach einem Katamnesezeitpunkt von sechs Monaten noch stabil (Davis & Wright, 2007).

Die Wirksamkeit der IRT bei der Behandlung von Alpträumen wird auch in mehreren Literaturübersichten über die Wirksamkeit verschiedener Behandlungsmethoden von Alpträumen bestätigt. Lancee, Spoormaker, Krakow und van den Bout (2008) kommen zu dem Ergebnis, dass in allen publizierten Studien mit dieser Methode signifikante Verbesserungen bezüglich der Alptraumfrequenz im Intra-Gruppen-Vergleich (vor der Behandlung vs. nach der Behandlung) gefunden wurden. Da nicht alle der Studien Kontrollgruppen hatten, sind die Aussagen zur Wirksamkeit gegenüber anderen oder keinen Behandlungen (Inter-Gruppen-Vergleich) nicht in diesem Umfang möglich. So fehlen etwa Studien, in denen die IRT mit dem Ansatz des luziden Träumens verglichen wurde. Ebenfalls fehlen Studien zum Vergleich des IRT mit reinen Entspannungsmethoden (Lancee et al., 2008). Neuere Literaturübersichten bestätigen die Wirksamkeit der IRT bei der Behandlung von Alpträumen (Nadorff, Lambdin, & Germain, 2014; Gieselmann, Ait Aoudia, Carr, Germain, Gorzka et al., 2019) und gelangen zu dem Schluss, dass neben Expositionsverfahren vor allem die IRT das Behandlungsverfahren darstellt, das signifikant und reliabel wiederholte Alpträume zu reduzieren vermag.

Zwischenzeitlich wurden auch mehrere Metaanalysen über die Effekte bei der Behandlung von Alpträumen publiziert (z.B. Augedal et al., 2013; Casement & Swanson, 2012; Hansen, Höfling, Kröner-Borowik, Stangier & Steil, 2013; Seda, Sanchez-Ortuno, Welsh, Halbower & Edinger, 2015). Augedal et al. (2013) konnten zeigen, dass die durchschnittliche Effektstärke der IRT bei 0.58 liegt, was einer mittleren Effektstärke entspricht. Therapien mit luzidem Träumen oder Desensibilisierung erzielten höhere Effektstärken, allerdings lagen hierfür jeweils nur eine bzw. zwei Studien zugrunde. Ebenso ergab diese Metaanalyse, dass die Behandlung im Einzelsetting etwas höhere Effektstärken erzielte als die Behandlung im Gruppensetting. Die Metaanalyse von Hansen et al. (2013) über die Wirksamkeit psychologischer Interventionen bei Alpträumen erbrachte hohe Effektstärken für die Abnahme der Alptraumfrequenz durch IRT, wobei die Effektstärken in den Messungen zu den Follow-up-Zeitpunkten noch deutlich zunahmen. In der Metaanalyse von Seda et al. (2015), einem Vergleich der Wirksamkeit der IRT mit Prazosin auf Alpträume und PTBS, zeigten sich vergleichbare und moderate Effektstärken sowohl für die IRT als auch für die Behandlung mit Prazosin hinsichtlich der Reduktion der Alptraumfrequenz. Wurde die IRT jedoch mit kognitiver Verhaltenstherapie kombiniert, zeigten sich signifikant größere Effektstärken für die Verbesserung der Schlafqualität und die Linderung der PTBS-Symptomatik als durch IRT oder Prazosin allein. Die genannten Metaanalysen erbrachten auch, dass die IRT nicht nur die Alptraumfrequenz und -belastung reduzierte, sondern auch die Schlafqualität und die PTBS-Symptomatik bei PTBS-Patientinnen und -Patienten verbesserte.

Schließlich ergeben sich eindeutige und klare Hinweise für die Wirksamkeit der IRT aus einem Positionspapier der American Academy of Sleep Medicine zur Behandlung von Alpträumen bei Erwachsenen (Morgenthaler et al., 2018). In diesem wird die IRT als Methode der ersten Wahl zur Behandlung von idiopathischen und posttraumatischen Alpträumen empfohlen. Dieselbe Empfehlung war bereits durch eine Publikation eines Komitees für Praxisstandards in der Schlafmedizin (Aurora et al., 2010) gegeben, wo die Empfehlung zur IRT das Level A, also die höchste Empfehlungsstufe, für die Therapie von Alpträumen bei Erwachsenen erreicht.

Zusammenfassend kann festgehalten werden, dass die bisherige Evidenz für die Wirksamkeit der IRT bei Alpträumen überzeugend und überwältigend ist und dieses Verfahren damit als eine leicht anwendbare, ökonomische und effektive Behandlungsmethode bei der Behandlung von Alpträumen gelten kann. Insbesondere bei der Behandlung von Patientinnen und Patienten mit PTBS wurde das Verfahren (und die daraus modifizierte ERRT) viel eingesetzt. Aufgrund der gegebenen empirischen Evidenz erschien es daher ratsam, das Verfahren in einer manualisierten Version für den deutschsprachigen Raum aufzubereiten und anzubieten, um so auch die IRT in der Einzeltherapie leicht und erfolgreich anwenden zu können. Das geschieht mit dem hier vorgelegten Therapiemanual. Für diese manualisierte Therapie, die auf dem Konzept der IRT der Arbeitsgruppe um Krakow basiert und für die Anwendung in der Einzeltherapie, sowohl für idiopathische als auch bei posttraumatischen Alpträumen, weiterentwickelt ist, liegen ebenfalls empirische Ergebnisse zur Wirksamkeit vor, die im folgenden Kapitel vorgestellt werden.

4.5.2 Ergebnisse zur Wirksamkeit der manualisierten Version der Imagery-Rehearsal-Therapie

Das in diesem Buch vorgestellte Therapiemanual zur Behandlung von Alpträumen wurde an der Heinrich-Heine-Universität Düsseldorf entwickelt. Im deutschen Sprachraum stand bisher kein manualisierter und empirisch überprüfter Therapieansatz für die explizite Behandlung von Alpträumen zur Verfügung, sodass Alpträume häufig nicht oder nur unzureichend behandelt werden konnten. Angelehnt an das Verfahren der IRT entwickelten wir ein Therapieprogramm mit einem Umfang von acht 50-minütigen Sitzungen im Einzelsetting. Die Therapiebausteine, die in den folgenden Kapiteln ausführlich dargestellt werden, umfassen eine Einführung mit Psychoedukation und schlafhygienischen Maßnahmen, eine Einführung in ein Entspannungsverfahren, Imaginationsübungen und im Schwerpunkt die Modifikation und anschließende Imagination der Alpträume. Zwischen den Sitzungen übten die Patientinnen und Patienten eigenständig die Umsetzung der Therapiebausteine mithilfe einer Begleit-CD und verschiedenen Arbeitsblättern, zwischen der letzten und vorletzten Sitzung bestand ein zeitlicher Abstand von ca. zwei bis drei Wochen, sodass die gesamte Intervention sich über rund zehn Wochen erstreckte.

Im Rahmen bisheriger Evaluationsstudien (Thünker & Pietrowsky, 2012) wurden verschiedene Fragestellungen verfolgt. So wurde die Effektivität der manualisierten Alptraumtherapie (1) in einem Prä-post-Vergleich bei Patientinnen und Patienten, die primär und ausschließlich unter häufigen Alpträumen litten und bei Patientinnen und Patienten, die neben Alpträumen zusätzlich noch die Diagnose einer PTBS oder Depression hatten, verglichen. (2) Die Effekte der manualisierten Alptraumtherapie in diesen drei Patientengruppen wurden dann mit den Effekten von zwei Kontrollgruppen verglichen: zum einen mit einer Wartelistenkontrollgruppe, um den Einfluss von Spontanremissionen oder unspezifischer Therapieeffekte zu erfassen, zum anderen mit einem bloßen Entspannungstraining. Die Wartelistenkontrollgruppe bekam nach einem Erstgespräch zehn Wochen lang keine spezifische Behandlung, die Entspannungsgruppe erhielt acht Sitzungen à 50 Minuten Progressive Muskelrelaxation und Fantasiereisen.

Alptraumunspezifische Behandlungen bzgl. der komorbiden Störungen sowie medikamentöse Behandlungen, insbesondere mit Antidepressiva, kamen in allen Gruppen vor, ausgeschlossen wurden lediglich Patientinnen und Patienten mit Anzeichen für psychotisches Erleben, akuter Suizidalität sowie Substanzmissbrauch. Die wesentlichsten abhängigen Variablen waren zum einen der quantitative Aspekt der Alptraumhäufigkeit (aufgetretene Alpträume pro Monat) sowie der qualitative Aspekt der erlebten Angst während der Alpträume. Außerdem wurde untersucht, wie häufig die Patientinnen und Patienten von ihren Träumen erwachten, ob sie wieder einschlafen konnten und ob sie sich am nächsten Tag von den Alpträumen beeinträchtigt fühlten. Zehn Wochen nach Abschluss der Alptraumbehandlung fand eine Katamnese-Untersuchung statt. Den Patientinnen und Patienten der beiden Kontrollgruppen wurde nach Abschluss der Wartezeit bzw. nach Abschluss der Entspannungstherapie ebenfalls angeboten, an der Alptraumtherapie teilzunehmen.

4.5.2.1 Prä-post-Vergleich

Insgesamt schlossen 51 Patientinnen und Patienten, die mit der manualisierten Alptraumtherapie behandelt wurden, die Therapie und die Follow-up-Messung ab. Von ihnen waren 42 weiblich und neun männlich, im Durchschnitt waren sie 37.0 (SD: 13.6) Jahre alt, der durchschnittliche Wert auf dem Depressionsinventar nach Beck (BDI) betrug 19.7 (SD: 12.6). 17 Patientinnen und Patienten (Drop-out-Rate 4 Personen) litten unter komorbiden Depressionen, 13 unter einer komorbiden PTBS (Drop-out-Rate 6 Personen), die übrigen Patientinnen und Patienten waren primär wegen ihrer Alptraumsymptomatik in Behandlung (Drop-out-Rate 2 Personen). Zu Beginn der Therapie litten sie zwischen einem Alptraum im Monat und allnächtlichen Alpträumen, im Mittel mit einer Frequenz von 10.2 (SD: 8.7) Alpträumen pro Monat. Auf einer Sieben-Punkte-Likert-Skala (1=keine Angst, 7=sehr starke Angst) gaben sie im Durchschnitt einen Angstwert von 6.1 (SD: 0.9) an.

Hinsichtlich der Alptraum*häufigkeit* unterschieden die untersuchten Gruppen nicht im Erhebungszeitraum, weshalb sie für die folgende Beschreibung zusammengefasst werden. Während zu Beginn der Therapie die Alptraumfrequenz 10.2 (SD: 8.7) Alpträume pro Monat betrug, betrug sie am Ende des Interventionszeitraums noch 5.8 (SD: 7.7) Alpträume pro Monat ($F(1.49)=31.52$, $p<.001$; vgl. Abbildung 2a). Bezüglich der berichteten *Angst* zeigte sich eine Interaktion dergestalt, dass diese für die idiopathischen Alpträumer und die Personen mit komorbider Depression stärker abnahm als für die PTBS-Patienten. Die durchschnittliche Angst sank von im Mittel 6.1 (SD: 0.9) auf 4.3 (SD: 1.7) Skalenpunkte ($F(1.49)=70.69$, $p<.001$; vgl. Abbildung 2b).

Zu Beginn der Therapie wachten 69 % der Patientinnen und Patienten immer oder meistens von ihren Träumen auf, am Ende der Behandlung waren es noch 42 %. Ein Großteil der Patientinnen und Patienten, nämlich 52 %, gaben an, nur noch manchmal zu erwachen, $Z=-2.20$, $p<.05$ (Wilcoxon-Rangtest). Bezüglich der Beeinträchtigung am nächsten Morgen lässt sich sagen, dass zu Beginn der Behandlung 98 % der Patientinnen und Patienten angaben, sich am nächsten Morgen durch ihre Alpträume beeinträchtigt zu fühlen, am Ende des Interventionszeitraums waren es noch 68 %, ($p<.001$; McNemar Vierfeldertest). Das Ausmaß der Depressivität, gemessen mit dem BDI, sank über den Interventionszeitraum hinweg von 19.7 (SD: 12.6) auf 12.4 (SD: 10.3) Skalenpunkte ($F(1.47)=39.35$, $p<.001$). Subjektiv gaben fast alle (98 %) der Patienten an, eine Verbesserung zu empfinden, davon 35 % eine leichte, 29 % eine mittelgradige und 35 % eine deutliche Verbesserung.

4.5.2.2 Katamneseuntersuchung

Zehn Wochen nach Abschluss der Therapie war die Alptraum*frequenz* mit 5.5 (SD: 7.3) Alpträumen im Monat noch geringfügig niedriger als am Ende der Therapie mit 5.8 Alpträumen ($F(1.39)=0.58$, n.s., vgl. Abbildung 2a). Die durchschnittliche *Angst* sank weiter von 4.3 (SD: 1.7) auf 2.6 (SD: 1.7) Skalenpunkte ($F(1.39)=6.07$, $p<.05$; vgl. Abbildung 2b). Die Werte

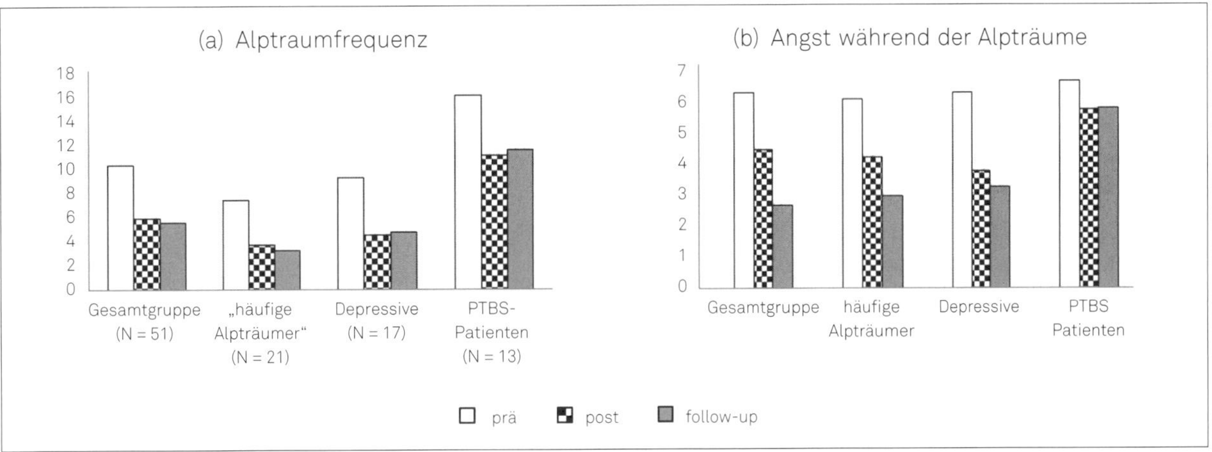

Abbildung 2: Effekte der manualisierten Alptraumtherapie auf die Alptraumfrequenz (a) und die Angst während der Alpträume (b) in einer Gesamtgruppe von Patienten mit Alpträumen und den Untergruppen häufiger Alpträumer, Depressiver und Patienten mit PTBS zum Zeitpunkt vor der Therapie (prä), nach der Therapie (post) und einem Follow-up-Zeitpunkt zehn Wochen nach Ende der Therapie.

bezüglich des Aufwachens durch die Träume und der Beeinträchtigung am nächsten Morgen blieben ebenfalls weitestgehend stabil.

4.5.2.3 Unterschiede im Behandlungsverlauf und in der Wirksamkeit abhängig von Komorbiditäten

Betrachtet man die behandelten Gruppen einzeln, so lässt sich festhalten, dass es folgende Unterschiede gibt:

- Die Gruppe der depressiven Patientinnen und Patienten unterschied sich weder von der Ausprägung der Alpträume zu Beginn der Behandlung noch bezüglich der Wirksamkeit der Therapie von der Gruppe der „häufig Alpträumenden".
- Rund doppelt so viele Alpträume zu Beginn der Behandlung in der der PTBS-Gruppe (vgl. Abbildung 2a), außerdem meist depressive Begleitsymptomatik (BDI zu Beginn der Behandlung im Durchschnitt 29.82, SD: 10.92).
- Patientinnen und Patienten mit komorbider PTBS wachten im Verlauf häufiger von ihren Alpträumen auf, schätzten die Angst bei auftretenden Alpträumen im Verlauf weiter recht hoch ein (vgl. Abbildung 2b), es trat jedoch eine signifikante Verbesserung im Vergleich des Ausgangswerts mit dem Katamnesewert ($t(12) = 2.51$, $p < .05$) auf. Diese Patienten fühlten sich im Verlauf auch weiterhin am nächsten Morgen beeinträchtigt, wenn Alpträume auftraten. Insgesamt ist bei dieser Patientengruppe eine höhere Alptraumintensität festzustellen.
- Höhere Abbruchquote in der PTBS-Gruppe.

4.5.2.4 Vergleich mit einer parallelisierten Wartelistengruppe

Insgesamt 13 Patientinnen und Patienten durchliefen zunächst eine zehnwöchige Wartezeit, bevor sie die Möglichkeit hatten, an der Alptraumbehandlung teilzunehmen. Diese Wartelistenkontrollgruppe wurde mit einer parallelisierten Gruppe verglichen, die die Intervention (manualisierte Alptraumtherapie) durchliefen. Bezüglich Alter, Geschlecht und Symptomausprägung waren die beiden Gruppen vergleichbar. Im Durchschnitt waren die Patientinnen und Patienten der Wartelisten-Kontrollgruppe 42.6 Jahre alt (SD: 14.9) vs. 40.0 Jahre (SD: 11.8) in der Interventionsgruppe ($t(24) = 0.50$, n. s.), drei von ihnen waren jeweils männlich, der Rest weiblich. Vier waren häufig Alpträumende ohne komorbide Störungen, zwei Depressive und sieben PTBS-Patientinnen und -Patienten mit zum größten Teil sehr schweren Störungsverläufen. In der Wartelisten-Kontrollgruppe litten die Patientinnen und Patienten zu Beginn der Therapie im Mittel unter 12.4 (SD: 10.8) Alpträumen monatlich, in der Interventionsgruppe waren es 12.8 (SD: 8.9); ($t(24) = .09$, n. s.). Der BDI-Wert betrug in der Wartelistengruppe 25.4 (SD: 11.0), in der Interventionsgruppe 23.5 (SD: 14.0) ($t(24) = 0.40$, n. s.). Die meisten der Patientinnen und Patienten mit komorbiden Störungen waren zusätzlich zur Alptraumtherapie in psychotherapeutischer Behandlung.

Für diese Untersuchung gab es nur zwei Messzeitpunkte, zu Beginn der Behandlung bzw. der Wartezeit (prä) und zehn Wochen später am Ende der Behandlung bzw. nach Abschluss der zehnwöchigen Wartezeit (post). Den Kontrollgruppenpatientinnen und -patienten wurde anschließend eine Alptraumbehandlung angeboten, sodass keine Katamnesedaten vorliegen.

Die Alptraum*frequenz* sank in der Interventionsgruppe von 12.8 (SD: 8.9) auf 8.6 (SD: 8.9) Alpträume pro Monat ($t(12) = 3.13$, $p < .01$), während sie in der Kontrollgruppe von 12.4 leicht auf 12.8 (SD: 10.9) anstieg ($t(12) = -.18$, n. s.; vgl. Abbildung 3a). Eine Varianzanalyse über beide Gruppen und beide Messzeitpunkte ergab eine tendenziell signifikante Interaktion ($F(1.24) = 3.96$, $p < .1$, $\eta^2 = .14$), was die stärkere Abnahme der Alptraumfrequenz in der Interventionsgruppe im Vergleich zur Kontrollgruppe indiziert, wenn auch die Post-Daten der beiden Gruppen sich nicht signifikant voneinander unterschieden ($t(24) = 1.06$, n. s.).

Die erlebte *Angst* während der Alpträume sank in der Interventionsgruppe von 6.2 (SD: 0.8) auf 4.3 (SD: 1.7) Skalenpunkte ($t(12) = 3.95$, $p < .01$), während die Werte in der Kontrollgruppe zwischen der Prä-Erhebung 5.9 (SD: 1.2) und der Post-Erhebung 5.7 (SD: 1.3) nahezu konstant blieben ($t(12) = 0.92$, n. s.; vgl. Abbildung 3b). Eine Varianzanalyse über beide Gruppen und beide Messzeitpunkte ergab eine signifikante Interaktion ($F(1.24) = 10.90$, $p < .01$, $\eta^2 = .31$), was die Abnahme der Angst nur in der Interventionsgruppe indiziert. So findet man signifikant niedrigere Angstwerte am Ende der Erhebung in der Interventionsgruppe ($t(24) = 2.46$, $p < .05$). Vergleichbares gilt für den BDI ($t(23) = 2.06$, $p = .05$).

In der Interventionsgruppe wachten am Ende der Behandlung weniger Patientinnen und Patienten von den Alpträumen auf als in der Kontrollgruppe ($Z = -2.06$, $p < .05$; Mann-Whitney U-Test), bezüglich der Beein-

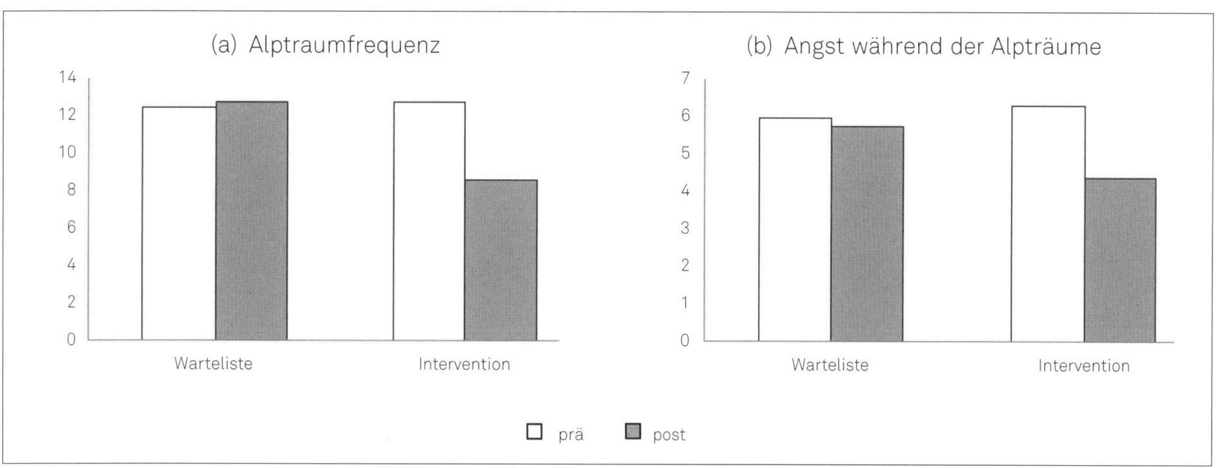

Abbildung 3: Effekte der manualisierten Alptraumtherapie und einer Wartelisten-Kontrollgruppe auf die Alptraumfrequenz (a) und die Angst während der Alpträume (b) in einer Gruppe häufiger Alpträumer, Depressiver und Patienten mit PTBS zum Zeitpunkt vor der Therapie (prä) und nach der Therapie (post).

trächtigung am nächsten Morgen ließen sich keine statistisch signifikanten Effekte finden.

Zusammenfassend lässt sich festhalten, dass die manualisierte Alptraumtherapie einer randomisierten Wartelisten-Kontrollgruppe überlegen ist. So führt die Alptraumtherapie zu einer signifikanten Reduktion der Alptraumfrequenz und der während der Alpträume erlebten Angst, während dies in der Wartelisten-Kontrollgruppe nicht zu beobachten ist. Eine Verringerung der Alptraumbelastung durch die manualisierte Alptraumtherapie im Vergleich zur Wartelisten-Kontrollgruppe zeigt sich auch im Rückgang der Depressionswerte im BDI.

4.5.2.5 Vergleich mit einem Entspannungsverfahren

In einer Pilotstudie wurde die Wirksamkeit der Alptraumtherapie mit der Wirksamkeit eines Entspannungstrainings verglichen. Fünf Patienten wurden statt mit der Alptraumtherapie mit acht einstündigen Sitzungen Progressiver Muskelentspannung und Fantasiereisen behandelt. Aufgrund der kleinen Stichprobe lassen sich keine statistisch aussagekräftigen Ergebnisse beschreiben, dennoch deuten die Ergebnisse darauf hin, dass die Alptraumtherapie vor allem hinsichtlich der Reduktion der erlebten Angst dem Entspannungsverfahren überlegen zu sein scheint.

II Therapie

Kapitel 5
Allgemeine Informationen zum therapeutischen Vorgehen

Dieses Behandlungsmanual wurde entwickelt, um im deutschsprachigen Raum einen standardisierten und evidenzbasierten Therapieansatz zur Behandlung von Alpträumen im Einzelsetting zu haben. Die alleinige Behandlung von anderen psychischen Störungen, die manchmal den Alpträumen als zugrunde liegend angenommen werden (z. B. Depressionen, Posttraumatische Belastungsstörung), scheint nach klinischen Erfahrungen häufig nicht auszureichen. Auch werden Patientinnen und Patienten, die primär unter Alpträumen leiden, in der psychotherapeutischen Praxis bisher häufig vernachlässigt.

Die beschriebenen Therapietechniken basieren im Kern auf der *Imagery-Rehearsal-Therapie* (vgl. Kapitel 4.5), in dessen Zentrum die wiederholte Imagination eines veränderten Traumhergangs steht. Anders als beim amerikanischen Vorbild, das für das Gruppensetting konzipiert und evaluiert wurde, wurde das Therapiemanual vor allem für die Einzeltherapie geschrieben. Dies passt zum einen besser zum klassischen deutschen Setting in der ambulanten psychotherapeutischen Behandlung und ermöglicht die Modifikation des Trauminhaltes im intensiveren Austausch zwischen Therapeutin bzw. Therapeut und Patientin bzw. Patient.

Im Verlauf dieses Abschnittes wird zunächst auf die Behandlung idiopathischer Alpträume eingegangen. Einige Vorgehensweisen weichen bei posttraumatischen Alpträumen ab und werden gesondert in Kapitel 11 beschrieben. Für Kinder und Jugendliche gibt es noch kein evaluiertes Vorgehen, in Kapitel 12 sind jedoch Vorschläge auf Basis von klinischen Erfahrungen beschrieben. Eine systematische Beforschung des Imagery-Rehearsal-Ansatzes bei Kindern und Jugendlichen ist in Planung.

Im Rahmen der Behandlung stehen zu Beginn der Aufbau einer therapeutischen Beziehung, sofern dies nicht bereits im Rahmen der Behandlung anderer Problembereiche erfolgt ist, sowie psychoedukative Elemente im Vordergrund. Zur Vorbereitung der Alptraumveränderung ist bei ideopathischen Alpträumen eine detaillierte Rekonstruktion der Alpträume notwendig (vgl. Kapitel 6). Ebenfalls elementare Grundbausteine sind das Erlernen einer Entspannungstechnik (vgl. Kapitel 7) und Imaginationsübungen (vgl. Kapitel 8). Bei den Imaginationsübungen geht es, über den Aspekt der Entspannung hinaus, um eine Schulung der Vorstellungskraft sowie das Erkennen von vorherrschenden Sinnesmodalitäten während der Imagination. Nach diesen vorbereitenden Therapiemodulen erfolgt dann der Hauptteil der Therapie, die Alptraummodifikation (vgl. Kapitel 9). Ziel ist hierbei, dass die Patientinnen und Patienten die Techniken selbstständig anwenden können. Nach einer ca. dreiwöchigen Pause wird im Rahmen der Abschlusssitzung (vgl. Kapitel 10) überprüft, ob die Anwendung der Therapietechniken erfolgreich war und ggf. werden einzelne Elemente noch einmal besprochen und geübt. Für ein effektives Erlernen der Therapietechniken ist es notwendig, dass die Patientinnen und Patienten schon während des Behandlungszeitraums im Rahmen von Hausaufgaben die einzelnen Therapiebausteine üben.

5.1 Therapeutisches Setting

Das Behandlungsprogramm ist primär für ambulante Einzelsitzungen konzipiert. Grundsätzlich ist auch eine Anwendung im stationären oder teilstationären Setting möglich. Die Alptraumbewältigung kann als alleinige Therapie ebenso wie im Rahmen einer umfassenderen psychotherapeutischen Behandlung durchgeführt werden (Add-on-Prinzip). Dabei ist es möglich, dass beide Behandlungen sowohl von den gleichen als auch von verschiedenen Therapeutinnen oder Therapeuten durchgeführt werden. Ein Austausch zwischen beiden Behandelnden ist in diesem Fall empfehlenswert.

Beim alleinigen Vorliegen von Alpträumen und wenn kein Verdacht auf eine komorbide Störung besteht, ist es in der Regel nicht notwendig, wie in der ambulanten Psychotherapie sonst üblich, mehrere anamnestische Sitzungen durchführen. Die Anamnese beschränkt sich in diesem Fall darauf, nur die primär für die geplante Kurzzeittherapie der Alpträume relevanten Daten zu erheben. Dabei ist besonders darauf zu achten, die Indikation bzw. eine mögliche Kontraindikation für die Durchführung der Alptraumbehandlung abzuklären (vgl. Kapitel 5.3). Wenn ein Verdacht auf eine weitere psychische Störung besteht, sollte zumindest die Kurzform eines strukturierten Interviews durchgeführt werden (z. B. Mini-DIPS, Margraf & Cwik, 2017).

5.2 Zeitliche Struktur

Dieses Manual ist nach Behandlungsbausteinen bzw. Behandlungsschritten gegliedert. Die Therapie umfasst rund acht Sitzungen von jeweils 50 Minuten Dauer. Es wird empfohlen, die ersten sieben Sitzungen im wöchentlichen Abstand durchzuführen. In der Regel findet in der ersten Sitzung neben dem gegenseitigen Kennenlernen von Therapeutin und Patient ein psychoedukativer Teil statt. Außerdem erfolgen eine erste Rekonstruktion des Alptraums bzw. eines typischen Alptraums und eine Anleitung zur Alptraumdokumentation zu Hause. Die Einführung in ein Entspannungsverfahren sowie die Imaginationsübungen nehmen in der Regel je eine Sitzung ein, sodass die Alptraummodifikation als zentraler Therapiebaustein in der vierten Sitzung beginnt und sich über ca. vier Sitzungen erstreckt. Die Abschlusssitzung findet in der Regel in der achten Sitzung statt. Zwischen der letzten Alptraummodifikationssitzung und der Abschlusssitzung sollte ein Abstand von zwei, besser drei Wochen eingeplant werden, in diesem Zeitraum sind die Patientinnen und Patienten angehalten, das Erlernte selbstständig zu erproben. Wenn in diesem Zeitraum keine größeren Schwierigkeiten aufgetreten sind, endet die alptraumspezifische Therapie nach der zwei- bis dreiwöchigen Pause mit dieser Abschlusssitzung. Im anderen Fall wird an der Stelle der Therapie, an der die Schwierigkeiten auftreten, noch einmal vertiefend gearbeitet (z. B. Imagination oder Modifikation). Bei Patientinnen und Patienten, die bereits ein Entspannungsverfahren beherrschen, kann die zweite Sitzung entfallen. Die Therapiebausteine im zeitlichen Verlauf sind für einen besseren Überblick in Tabelle 3 dargestellt, eine Adaptation an die individuellen Bedürfnisse der Patientin bzw. des Patienten sollte im Einzelfall erfolgen.

5.3 Indikationen und Kontraindikationen

Grundsätzlich kann die Therapie unabhängig davon, ob weitere psychische Störungen vorliegen, durchgeführt werden.

Kontraindiziert ist die Therapie vor allem bei akutem psychotischem Erleben, akuter Suizidalität oder bei Substanzmissbrauch. Wenn die Alpträume erst nach Einnahme von psychotropen Medikamenten wie beispielsweise trizyklischer Antidepressiva oder Benzodiazepinen aufgetreten sind, sollte vorrangig die Medikation, bzw. der Entzug derselbigen, als Ursache abgeklärt werden. Auch eine demenzielle Erkrankung erschwert die Behandlung deutlich oder macht sie unmöglich.

Abgewogen werden muss die Behandlung der Alptraumsymptomatik nach dem hier vorliegenden Manual, wenn die Patientin oder der Patient durch komorbide Störungen akut sehr beeinträchtigt ist. Besteht aufgrund einer *schweren depressiven Episode* keinerlei Antrieb, beispielsweise um Hausaufgaben selbstständig durchzuführen oder mangelt es an der Auffassungs- oder Konzentrationsfähigkeit, um der Therapiesitzung zu folgen, dürfte es schwierig sein, die Alptraumtherapie durchzuführen. Hier sollte eine Behandlung der depressiven Episode zunächst im Vordergrund stehen. Allerdings können auch schwer depressive Patientinnen und Patienten von der Alptraumbehandlung profitieren, wenn sie ausreichend intensiv unterstützt werden (weniger Hausaufgaben, mehr gemeinsames Erarbeiten in den Sitzungen). In der von uns durchgeführten Studie besserte sich die depressive Symptomatik signifikant, obwohl keine zusätzlichen depressionsspezifischen Interventionen durchgeführt werden (Thünker & Pietrowsky, 2012). Vermuten lässt sich, dass das verbesserte Selbstwirksamkeitserleben hier einen positiven Effekt hat.

Bei Patientinnen und Patienten mit Posttraumatischer Belastungsstörung und Alpträumen, die im Zusammenhang mit dem Trauma stehen, muss bedacht werden, dass auch eine unvollständige Alptraumrekonstruktion eine Konfrontation mit dem Trauma unumgänglich macht und zu einer Labilisierung führen kann (vgl. Kapitel 11). Hier wäre eine zusätzliche psychotherapeutische Behandlung im Hinblick auf das Trauma wünschenswert, wenn nicht sogar notwendig. Zusätzlich sollte eruiert werden, inwieweit die Alpträume posttraumatische Inhalte haben, ob bisher Trauma-Konfrontationen im Rahmen anderer Therapien stattgefunden haben und wie stabil die jeweilige Patientin oder der jeweilige Patient ist. Eine klare Kontraindikation ist dann gegeben, wenn akute Suizidalität besteht oder parallel eine konfrontative Trauma-Behandlung durchgeführt wird. Ansonsten kann die Behandlung der Alpträume, die eine minimale Auseinandersetzung mit dem Trauma zwangsläufig inkludiert, auch zu Beginn eine Trauma-Behandlung durchgeführt werden oder wenn diese nicht möglich oder nicht gewünscht ist. Die klinische Erfahrung zeigt, dass eine positive Erfahrung im Rahmen des Imagery-Rehearsal-Ansatzes auch Mut machen kann, sich mit dem Trauma selbst zu befassen. Außerdem erleben viele Patientinnen und Patienten nach Traumatisierungen vor allem den schlechten Schlaf als sehr belastend, hier kann im Umkehrschluss eine große Entlastung durch die Alptraumbehandlung geschaffen werden.

Tabelle 3: Überblick der Therapiebausteine im zeitlichen Verlauf

Sitzungen	Therapiebausteine	Kapitel
1. Sitzung	*Einführung in die Alptraumtherapie* • Gegenseitiges Vorstellen und Kennenlernen • Vorstellung der Inhalte und Ziele der Alptraumtherapie • Psychoedukation (Alpträume: Entstehungsmodelle und Epidemiologie; Schlafhygiene) • Rekonstruktion des/eines Alptraums • Anleitung zur Alptraumdokumentation	6
2. Sitzung	*Entspannung* • Einführung in ein Entspannungsverfahren (Progressive Muskelrelaxation oder Autogenes Training) • Durchführung einer Entspannungsübung • Anleitung zur selbstständigen Durchführung	7
3. Sitzung	*Imagination* • Einführung in die Imaginationstechniken • Durchführung einer ersten Fantasiereise • Besprechung der Übung und Herausarbeiten der vorherrschenden Sinnesmodalitäten • ggf. Durchführung weiterer Fantasiereisen • Durchführung einer Vertiefungsübung mit Veränderung der Szene • Anleitung zur selbstständigen Durchführung	8
4. bis 7. Sitzung	*Alptraummodifikation* • Auswahl (und Rekonstruktion) eines Alptraums • Herausarbeiten von negativ besetzten Elementen • Herausarbeiten von charakteristischen Elementen • Erarbeitung von alternativen Traumelementen und im Anschluss eines alternativen Traumhergangs • Erprobung des alternativen Traums im Rahmen einer Imaginationsübung, ggf. weitere Modifikation • Betrachtung der verwendeten Technik • ggf. Bearbeitung eines weiteren Alptraums • Anleitung zur selbstständigen Durchführung	9
8. Sitzung	*Therapieabschluss* • Bericht der Patientin oder des Patienten über die Erfahrungen mit der selbstständigen Alptraumveränderung • ggf. wiederholtes Üben einzelner Elemente mit Unterstützung der Therapeutin bzw. des Therapeuten • Klärung offener Fragen • Bilanzierung und Rückmeldung	10

Während für Posttraumatische Belastungsstörungen, Depressionen und Angststörungen Studienergebnisse vorliegen (vgl. Kapitel 1.3), gibt es bis dato keine Daten über die Effektivität der IRT bei Patientinnen und Patienten aus dem schizophrenen Formenkreis. Menschen mit psychotischen Erkrankungen werden oft aus Studien ausgeschlossen. Während einer akuten Psychose mit Positivsymptomatik wäre zum einen das Umsetzen der zu lernenden Strategien kaum möglich, zum anderen bestünde die Gefahr, dass Wahn und Sinnestäuschungen verstärkt werden. Außerhalb akuter Episoden kann jedoch im Einzelfall gerade bei Patientinnen und Patienten, die unter schizoaffektiven Störungen leiden, die Durchführung der Alptraumtherapie erwogen werden.

Bei der Frage, ob zuerst die Alpträume oder zuerst die komorbiden Störungen oder Symptome behandelt werden sollen, gibt es keine pauschale Empfehlung, was besser oder schlechter ist. Es hat sich als günstig erwiesen, eine solche Entscheidung im Rahmen der Therapieplanung mit den Betroffenen zu besprechen, die in der Regel danach entscheiden, wo (a) der Leidensdruck am größten ist und (b) was sie sich zutrauen. Pauschal gilt, dass je schwerer die komorbide Störung, desto mehr Unterstützung ist vor allem im Rahmen der Alptraummodifikation notwendig.

5.4 Arbeitsmaterialien

Dieses Manual enthält eine Reihe von Arbeitsblättern (im PDF-Format) mit Informationen zu den Inhalten der Therapie, die den Patientinnen und Patienten in den jeweiligen Sitzungen ausgehändigt werden sollen. Zur besseren Durchführung der Entspannungs- und Imaginationsübungen zu Hause stehen zudem Audio-Dateien zur Verfügung. Alle Materialien (PDF-Dateien und Audio-Dateien) können über die Hogrefe-Internetseite abgerufen werden (vgl. dazu „Hinweise zu den Online-Materialien" im Anhang auf S. 128).

Die Audio-Dateien sollten Sie für Ihre Patientinnen und Patienten auf eine CD brennen und mit nach Hause geben (ggf. können die Audio-Dateien auch in Form eines USB-Sticks zur Verfügung gestellt werden). Falls gewünscht, können Sie die CD auch noch zusätzlich mit einem CD-Inlet ausstatten (vgl. Vorlage in den Online-Materialien). Zudem finden Sie bei den Online-Materialien auch noch PDF-Dateien mit den Texten der Audio-Dateien. Diese können Sie ebenfalls bei Bedarf für Ihre Patientinnen und Patienten ausdrucken und diesen mit nach Hause geben. Eine Auflistung der für den entsprechenden Therapiebaustein erforderlichen Materialien erfolgt zu Beginn eines jeden Kapitels, um die Vorbereitung der einzelnen Sitzungen zu erleichtern.

Kapitel 6
Einführung in die Alptraumtherapie

Ziele
• Gegenseitiges Kennenlernen • Klärung der Rahmenbedingungen • Informationsvermittlung über Inhalte und Ziele der Alptraumtherapie • Information über Alpträume und Schlafhygiene (Psychoedukation) • Alptraumrekonstruktion • Anleitung zur Alptraumdokumentation
Materialien (vgl. Anhang und Online-Materialien)
• Arbeitsblatt 1: Regeln zur Schlafhygiene • Arbeitsblatt 2: Aufzeichnen von Alpträumen • Arbeitsblatt 3: Fragenbogen zur Aufzeichnung von Alpträumen

Wie bei jedem psychotherapeutischen Erstkontakt steht der Beziehungsaufbau zunächst im Fokus des Vorgehens. Im Rahmen dieses achtstündigen Therapiemanuals ist eine ausführliche biografische Anamnese nicht möglich (und auch nicht erforderlich), es erfolgt eine Anamnese, die primär auf die Alptraumsymptomatik und die damit verbundenen Faktoren konzentriert ist. In diesem Kontext findet in der Regel auch eine erste Rekonstruktion, also die möglichst vollständige Beschreibung des wiederkehrenden bzw. eines typischen Alptraums statt. Im Rahmen eines transparenten Vorgehens werden der Patientin bzw. dem Patienten dann zunächst das Therapieverfahren vorgestellt und Rückfragen geklärt. Es folgt ein psychoedukativer Teil, der sich zum einen mit Informationen zu Alpträumen selbst, zum anderen mit Aspekten der Schlafhygiene beschäftigt. Zu Hause soll die Patientin bzw. der Patient während des kompletten Therapieverlaufs ihre/seine Alpträume dokumentieren, über mögliche Dokumentationstechniken wird sie/er am Ende der ersten Sitzung informiert, ein Merkblatt (vgl. Arbeitsblatt 2) sowie ein Fragebogen mit Leitfragen (vgl. Arbeitsblatt 3) werden ausgehändigt.

6.1 Informationsvermittlung: Inhalte und Ziele der Alptraumtherapie

Im Rahmen einer transparenten therapeutischen Vorgehensweise mit viel Eigenverantwortung auf Patientenseite ist es wichtig, zu Beginn der Therapie den Ablauf der Behandlung sowie die möglichen Ziele zu besprechen. Insbesondere der Abgleich der Patientenziele mit den Therapiezielen des Manuals ist unumgänglich, um eine erfolgreiche Therapie zu ermöglichen. Häufig kommen Patientinnen und Patienten mit sehr diffusen Zielen in die Behandlung oder wünschen sich, dass sie erfahren werden, warum sie genau diese Träume haben und welche Aussagekraft dies für ihr Leben hat (Wunsch nach Traumdeutung). Manche Patientinnen und Patienten lehnen die Behandlung sogar ab, wenn sie erfahren, dass es sich primär um eine „Behandlung des Symptoms" handelt.

Die Erklärung der Therapeutin bzw. des Therapeuten könnte z. B. folgendermaßen aussehen:

Ich möchte Ihnen zunächst berichten, was auf Sie zukommt, wenn Sie sich entscheiden, die Alptraumtherapie zu machen. Im Durchschnitt umfasst die Therapie acht ambulante Einzelsitzungen von jeweils 50 Minuten Dauer, die im wöchentlichen Abstand stattfinden. Eine Ausnahme bildet die letzte Sitzung, die mit einem Abstand von zwei bis drei Wochen durchgeführt wird. In diesen acht Therapiesitzungen sollen Sie lernen, selbstständig mit Ihren Alpträumen umgehen zu können. Das heißt auch, dass Sie bereits während der Therapie mitarbeiten müssen. Es wird Hausaufgaben geben, in denen Sie die einzelnen Therapiebausteine selbstständig erproben sollen.

Was ich Ihnen nicht anbieten kann, ist eine Traumdeutung. Es wird darum gehen, dass die Alpträume weniger werden und Ihnen nicht mehr so viel Angst machen, nicht darum, was sie bedeuten und warum Sie diese Träume haben.

Sicherlich fragen Sie sich, wie man überhaupt dafür sorgen will, dass Alpträume weniger werden oder sogar ganz weggehen. Ich will einmal versuchen, Ihnen das folgendermaßen zu erklären: Alpträume können als eine Art „Horrorfilm" verstanden werden. In der Alptraumtherapie werden wir gemeinsam das „Drehbuch" zu diesem Horrorfilm verändern, sodass am Ende ein Traum entsteht, mit dem Sie weiterschlafen können, der also keine Angst oder andere negative Gefühle hervorruft.

Bevor wir uns an die Veränderung Ihrer Alpträume machen, werden wir heute in der ersten Sitzung erstmal gemeinsam schauen, wie Ihre persönlichen Alpträume aussehen. Außerdem möchte ich Ihnen einige allgemeine Informationen über Träume und Alpträume geben und mit Ihnen über Ihr Schlafverhalten sprechen. In der kommenden Woche wird es um Entspannung gehen. Die Möglichkeit, sich (zumindest bis zu einem gewissen Grad) zu entspannen, bildet die Grundlage für die darauffolgende Sitzung, in der wir uns mit Vorstellungsübungen beschäftigen werden. Die Schulung Ihrer Vorstellungskraft sowie das Herausfinden, mit welchen Sinnen Sie sich Dinge hauptsächlich vorstellen, ist Teil der Vorbereitung auf die anschließende Alptraumveränderung. Sowohl die Entspannungs- als auch die Vorstellungsübungen sollten Sie zu Hause selbstständig weiterüben. Dazu werden Sie von mir eine CD (einen USB-Stick) bekommen. Die Alptraumveränderung ist der Kern der Therapie, sie umfasst ca. vier Sitzungen. Wie eingangs schon gesagt, werden wir gemeinsam ein oder zwei Alpträume verändern, mit dem Ziel, dass Sie die entsprechende Technik im Anschluss an die Therapie selbstständig anwenden können. Dazu werden wir auch verschiedene Arbeitsblätter verwenden. Die veränderten Träume werden mithilfe von Vorstellungsübungen „ausprobiert", wenn Sie bei der Vorstellung des neuen Traums keine negativen Gefühle mehr empfinden und sich vorstellen können, dabei ruhig weiterzuschlafen, wird es Ihre Aufgabe sein, sich den Traum regelmäßig, am besten vor dem Zubettgehen, vorzustellen. Damit Sie lernen, die verwendeten Techniken wirklich selbstständig anzuwenden, machen wir vor der letzten Sitzung eine kleine Therapiepause von ca. zwei bis drei Wochen. So haben Sie die Möglichkeit, Probleme, die dabei auftreten, in der Abschlusssitzung zu besprechen und ich kann Ihnen Hilfestellungen geben, damit die selbstständige Alptraumveränderung zukünftig besser klappt.

Es ist ganz normal, wenn Sie sich das jetzt nicht alles merken können, es ging auch eher darum, dass Sie einen Eindruck bekommen, was auf Sie zukommt. Haben Sie aktuell Fragen zur Alptraumtherapie?

Patientinnen oder Patienten, die nicht ausschließlich unter Alpträumen leiden, haben häufig Fragen, die das Setting betreffen. Ob zum Beispiel eine weitere Therapie durchgeführt oder während der Alptraumtherapie begonnen werden kann oder ob es möglich ist, sich im Rahmen der Alptraumtherapie auch mit anderen Themen, die eher Geschehnisse am Tage betreffen, zu beschäftigen. Auf das therapeutische Setting wurde bereits in Kapitel 5.1 eingegangen, demnach ist es möglich und in bestimmten Fällen auch erwünscht, dass nicht ausschließlich die Alptraumsymptomatik behandelt wird. Weitere zu Beginn der Therapie häufig gestellte Fragen finden sich in Tabelle 4.

6.2 Psychoedukation

Der psychoedukative Baustein zu Beginn der Therapie ist in zwei Teile untergliedert, zum einen geht es dabei um eine Wissensvermittlung rund um das Thema Traum bzw. Alptraum, zum anderen um eine kurze Unterweisung bezüglich schlafhygienischer Aspekte.

6.2.1 Psychoedukation: Traum und Alpträume

Viele Patientinnen und Patienten haben fehlerhafte oder fehlende Vorstellungen bezüglich der Auftretenshäufigkeit und den Ausprägungen von Alpträu-

Tabelle 4: Häufige Fragen und Antwortbeispiele

Frage	Antwortbeispiel
Ist es wirklich möglich, in so kurzer Zeit Einfluss auf die Alpträume zu nehmen? (Meine Alpträume habe ich schon so lange, sie sind so stark und ich habe schon so viel ausprobiert.)	„Die therapeutische Erfahrung und die wissenschaftliche Forschung haben gezeigt, dass es durchaus möglich ist, in diesem Zeitraum eine Besserung zu erwirken. Langfristige positive Effekte werden Sie aber nur haben, wenn Sie das Erlernte auch nach Abschluss der Therapie weiter anwenden."
Was ist, wenn ich keine Zeit habe, immer die Hausaufgaben zu machen?	„Die Therapie steht und fällt mit Ihrer Mitarbeit. Es ist völlig normal, wenn man mal keine Zeit oder auch keine Lust hat, sich mit den Alpträumen auseinander zu setzen. Aber insbesondere die Vorstellungsübungen müssen mehrmals in der Woche durchgeführt werden. Der Zeitaufwand hierfür beträgt in der Regel rund 15 bis 20 Minuten pro Tag. Können Sie sich vorstellen, die Zeit in die Therapie und damit in Ihr Wohlbefinden zu investieren?"
Ich habe bereits die Erfahrung gemacht, dass ich mich nicht gut entspannen kann. Kann ich die Alptraumtherapie trotzdem machen?	„Es ist nicht notwendig, sich „perfekt" entspannen zu können. Das Üben des Entspannungsverfahrens ist jedoch hilfreich, um sich auf die Vorstellungsübungen einzulassen, darum möchte ich Sie bitten, es zu versuchen."
Ich habe ganz viele verschiedene Alpträume, muss ich die alle einzeln bearbeiten? Das würde ja eine nie endende Aufgabe bedeuten.	„In der Regel lassen sich auch sehr unterschiedliche Träume zu einigen wenigen übergeordneten Themen (z.B. Verlust, Verfolgung) zuordnen. Für jeden Themenbereich muss nur ein Traum exemplarisch verändert werden."
Meine Alpträume handeln von Dingen, die wirklich passiert sind. a) Ist die Alptraumtherapie dann nicht nutzlos, weil man Geschehenes nicht verändern kann? b) Schadet es vielleicht sogar der Verarbeitung des Geschehenen, wenn wir die Alpträume jetzt „weg" machen?	Zu a) „Sie haben Recht, dass man Geschehenes nicht rückgängig machen kann. Das kann auch durch die Behandlung der Alpträume nicht erreicht werden. Die Alpträume sind jedoch wie ein quälendes Wiedererleben der Geschehnisse und lassen einen oft nicht zur Ruhe kommen. Darum kann es dennoch sinnvoll sein, sie verringern zu wollen." Zu b) „Das posttraumatische Wiedererleben im Rahmen der Alpträume hat insbesondere, wenn es noch längere Zeit nach den Ereignissen auftritt, keinen Wert für die Verarbeitung des Ereignisses – im Gegenteil ist es eher eine zusätzliche Belastung, weil es nächtlich zu einem erneuten Durchleben mit Reaktivierung der dazugehörigen Gefühle kommt."

men. Häufig haben sie sich lange nicht getraut, eine Therapie aufzusuchen, weil sie Angst davor hatten, als „verrückt" angesehen zu werden oder die Befürchtung hatten, die Alpträume seien Anzeichen für eine schwere psychische Erkrankung oder auch, dass Alpträume nicht so gravierend seien, dass sie eine Therapie rechtfertigten. Auch im persönlichen Umfeld sprechen viele Patientinnen und Patienten nicht über ihre Alpträume, aus den oben beschriebenen Befürchtungen oder aus Angst, nicht ernst genommen zu werden.

Es wirkt in der Regel entlastend, wenn in der ersten Sitzung einige Basisdaten über Alpträume vermittelt werden. Wichtig sind die Botschaften: Viele Menschen haben Alpträume (5% der Allgemeinbevölkerung leiden regelmäßig unter Alpträumen, mehr als die Hälfte aller Erwachsenen haben hin und wieder welche), Alpträume halten sich nicht an die physikalischen Gesetzmäßigkeiten, das heißt es ist völlig normal, dass ihre Inhalte häufig unrealistisch oder sogar bizarr sind. An dieser Stelle kann man ein Beispiel nennen, z.B. dass in bizarren Träumen häufig die Größenverhältnisse verzerrt sind, sich beispielsweise ein Raum ausdehnt. Ein unrealistischer, aber nicht seltener Traum ist es, wenn man selbst oder andere Personen die Fähigkeit haben, zu fliegen.

Auch die Frage, woher Alpträume kommen, wie sie entstehen, beschäftigt viele Betroffene. In der Regel wird ein unmittelbarer Bezug zum Alltagsgeschehen oder zu vergangenen Erlebnissen gesehen, manche Patientinnen und Patienten schreiben ihren Träumen sogar die Fähigkeit zu, zukünftige Ereignisse vorauszusagen. Berücksichtigt man solche Annahmen, ist es nachvollziehbar, dass es Patientinnen und Patienten in tiefe Verzweiflung stürzen kann, wenn sie ihre Träume nicht interpretieren können. Auch eigenes aggressives Verhalten im Alptraum kann sehr verunsichernd sein und die Befürchtung auslösen, auch im Alltag dieses Verhalten zeigen zu können. Eine sehr stark vereinfachte Erklärung zur Entstehung von Träumen könnte folgendermaßen aussehen:

Die Frage, wie Träume und speziell Alpträume entstehen, beschäftigt schon seit langer Zeit Expertinnen und Experten der Philosophie, Psychologie und Medizin sowie Laien. Dabei gab es ganz unterschiedliche Vorstellungen. Eine extreme Vorstellung von naturwissenschaftlich geprägten Theoretikerinnen und Theoretikern ist es, dass alles, was wir im Schlaf erleben, völlig willkürlich passiert, dass im Gehirn ungesteuerte Prozesse ablaufen, die eine wirre Zusammensetzung von Bildern und Vorstellungen erzeugen, die keinerlei Zusammenhang aufweisen. Das andere Extrem ist eine Vorstellung, dass Träume unbewusste Konflikte widerspiegeln und somit jeder Traum auf einen psychischen Konflikt verweist. Die Wahrheit liegt wohl irgendwo in der Mitte. Heute weiß man, dass im Traum viele Dinge, die wir im Alltag erleben, verarbeitet werden. Auch Gedanken, Ängste oder Befürchtungen, die man am Tag hat, können in Träume eingebaut werden. Allerdings werden einzelne „Bruchstücke" als Alltagswahrnehmungen, Erinnerungen, Gedanken und Gefühle zum Teil wahllos miteinander verknüpft, sodass Träume häufig für den Träumenden keinen Sinn ergeben (können) und auch nicht interpretierbar sind.

Eine weitere Frage, die viele Patientinnen und Patienten beschäftigt, ist natürlich nicht nur, warum sie überhaupt träumen, sondern wie es dazu kommt, dass sie unter Alpträumen leiden. Mögliche Ursachen bzw. Auslöser von Alpträumen können sein:

Ursachen und Auslöser von Alpträumen

- Horrorfilme.
- Stress.
- Medikamente oder Drogen (z. B. Alkohol).
- physische Krankheiten.
- psychische Störungen (z. B. Depression, Psychosen).
- traumatische Ereignisse (z. B. Missbrauchserfahrungen, Kriegserfahrungen).
- ungelöste innere Konflikte (z. B. Unzufriedenheit am Arbeitsplatz, Frage, ob man kündigen soll).

Begünstigt werden kann das Auftreten von Alpträumen durch bestimmte Persönlichkeitszüge. So hat man herausgefunden, dass sehr kreative Menschen häufiger unter Alpträumen leiden als Menschen, die weniger kreativ sind. Auch das Konzept der dünnen Grenzen scheint eine Rolle zu spielen (vgl. Kapitel 2.4). Darüber hinaus ist es so, dass emotional stark (negativ) besetzte Träume leichter die Bewusstseinsschwelle erreichen und damit besser in Erinnerung bleiben als harmlose, weniger emotionale Träume.

6.2.2 Schlafhygiene

Schlafhygiene spielt deshalb eine Rolle, weil ein Mangel an schlafhygienischen Vorkehrungen die Alptraumsymptomatik noch verstärken kann. Die Berücksichtigung von schlafhygienischen Grundsatzregeln (allein) führt in der Regel jedoch noch nicht zu einem Rückgang der Alpträume. Dies sollte den Patientinnen und Patienten kommuniziert werden, damit keine Enttäuschung darüber auftritt, dass durch das Einhalten der vorgestellten Regeln keine Besserung eingetreten ist. Eine Aufstellung der relevanten Punkte für eine gute Schlafhygiene stellt zum Beispiel die Deutsche Gesellschaft für Schlafforschung und Schlafmedizin (Weeß, 2018; vgl. auch Kasten „Regeln zur Schlafhygiene") zur Verfügung. Verwiesen wird auch auf das Buch von Spiegelhalder, Backhaus und Riemann (2011). Lassen Sie sich von Ihrer Patientin bzw. Ihrem Patienten zunächst sein übliches Schlafverhalten schildern, erörtern Sie die relevanten Aspekte der Schlafhygiene und überlegen Sie gemeinsam, ob es Möglichkeiten gibt, das Schlafverhalten zu modifizieren. Arbeitsblatt 1 mit den „Regeln zur Schlafhygiene" (vgl. Anhang und Online-Materialien) sollte der Patientin bzw. dem Patienten am Ende der Stunde mit nach Hause gegeben werden.

Regeln zur Schlafhygiene (nach Weeß, 2018)

- Stehen Sie jeden Tag um dieselbe Zeit auf.
- Gehen Sie nur schlafen, wenn Sie wirklich müde und schläfrig sind.
- Üben Sie entspannungsfördernde Schlafrituale vor dem Zubettgehen aus.
- Treiben Sie regelmäßig Sport.
- Nehmen Sie in den 4 Stunden vor dem Zubettgehen keine koffeinhaltigen Getränke oder Medikamente ein.
- Rauchen Sie nicht kurz vor dem Schlafen.
- Vermeiden Sie einen Mittagsschlaf.

- Reduzieren Sie Ihren Alkoholkonsum oder verzichten Sie im Falle von Schlafstörungen auf Alkohol.
- Meiden Sie Schlaftabletten oder gehen Sie vorsichtig und sparsam damit um.

6.3 Alptraumrekonstruktion

In der ersten Sitzung soll die Patientin bzw. der Patient erstmals die Gelegenheit bekommen, einen ersten Alptraum zu berichten. Auch wenn die Alptrauminhalte erst ab der vierten Sitzung in den Fokus der Therapie rücken, ist es zum einen für viele Betroffene wichtig, dass es bereits zu Beginn um „ihre Alpträume" geht, zum anderen wissen sie dann, was bei der Rekonstruktion der Alpträume von ihnen erwartet wird. Bei sehr ängstlichen Patientinnen oder Patienten, insbesondere mit posttraumatischen Alpträumen, kann es sinnvoll sein, diesen Teil auf eine der kommenden Sitzungen zu verschieben, damit erst eine vertrauensvolle therapeutische Basis geschaffen werden kann. Zum besonderen Vorgehen bei traumatisierten Patientinnen und Patienten siehe auch Kapitel 11.

Bei der Alptraumrekonstruktion schildert die Patientin bzw. der Patient einen Alptraum. Dies kann ein aktueller, besonders eindrucksvoller oder ein typischer, immer wiederkehrender Alptraum sein. Mit welchem Traum begonnen wird, ist aber irrelevant, das heißt die Wahl könnte zum Beispiel auch auf denjenigen Traum fallen, der am wenigsten Angst macht. Die Aufgabe der Therapeutin bzw. des Therapeuten ist es, zusammen mit der Patientin oder dem Patienten den geschilderten Alptraum möglichst genau zu erfassen. Es wird also immer wieder nachgefragt, wenn etwas in der Schilderung unklar geblieben ist, die erlebten Sinneseindrücke und Gefühle während des Traums werden ebenso erfragt wie das, was die Patientin bzw. der Patient im Traum gedacht hat. Für die Therapeutin bzw. den Therapeuten ist es wichtig, den berichteten Alptraum möglichst genau mit zu protokollieren, da er gegebenenfalls die Grundlage für die spätere Alptraummodifikation (ab der 4. Sitzung) sein wird.

6.4 Alptraumdokumentation

Die Patientin bzw. der Patient sollte am Ende der ersten Therapiesitzung dazu aufgefordert werden, die im Laufe der Therapie erlebten Alpträume aufzuzeichnen. Als Grundlage für die spätere Modifikation eines Alptraums im Rahmen der Therapie ist eine detailgetreue Kenntnis der Träume entscheidend. Dazu zählt nicht nur der reine Traumhergang, sondern auch die Wahrnehmung über verschiedene Sinnesmodalitäten, Emotionen und Kognitionen. Das Aufzeichnen der Alpträume stellt also gewissermaßen die Basis für den letzten und entscheidenden Schritt in der Therapie dar. Nur wenn es sich um sehr viele und sehr belastende Alpträume handelt, kann erwogen werden, entweder nicht alle Alpträume aufzuschreiben oder ganz darauf zu verzichten. Insbesondere posttraumatische Alpträume sind in der Regel auch lange nach dem Erleben noch sehr präsent und müssen deshalb nicht detailliert dokumentiert werden. (vgl. Kapitel 11.2).

Aufgrund der Tatsache, dass die Fähigkeit, sich an Trauminhalte zu erinnern, mit zunehmendem Zeitabstand zum Traum immer mehr abnimmt, ist es notwendig, den Alptraum möglichst unmittelbar nach dem Erwachen aufzuschreiben. Jede zeitliche Verzögerung führt dazu, dass Einzelheiten vergessen werden und es besteht die Gefahr, dass Erinnerungslücken unbewusst gefüllt werden. Diese Füllungen entsprechen dann aber nicht dem tatsächlichen Traumgeschehen. Es ist ferner auch möglich, dass den Patientinnen und Patienten in zeitlichem Abstand zum Traum manche Dinge unangenehm oder schamvoll besetzt erscheinen und sie durch bewusste oder unbewusste Zensur bei einer zeitlich verzögerten Aufzeichnung weglassen. Im ungünstigsten Fall wird bei einem retrospektiven Bericht gar nicht mehr deutlich, was den Traum zum Alptraum gemacht hat, also welche Aspekte den starken negativen Affekt ausgelöst haben. Darum sollten Sie Ihre Patientin oder Ihren Patienten anleiten, den jeweiligen Alptraum möglichst direkt nach dem Erwachen aufzuzeichnen.

Häufig ist ein positiver Nebeneffekt des Aufzeichnens von Alpträumen, dass bereits dieses „sich mit dem Alptraum Auseinandersetzen" zu einer Besserung der Träume führt (Krakow & Neidhardt, 1995). Das Aufzeichnen führt zu einer Externalisierung des Traumgeschehens und ermöglicht den Patientinnen und Patienten, den Alptraum von außen zu betrachten. Dies wiederum ermöglicht es, einen gewissen Abstand zum Traumgeschehen entwickeln und ein Stück Objektivität gegenüber dem Traum erlangen.

Die Aufzeichnung (Dokumentation) eines Alptraumes kann sowohl handschriftlich, digital oder auch als Sprachaufnahme erfolgen. Im Anhang und bei den Online-Materialien finden Sie einen speziellen Fragebogen (vgl. „Arbeitsblatt 3: Fragebogen zur Aufzeichnung von Alpträumen“), der in jedem Fall ausgehändigt werden sollte. Die darin enthaltenen Fragen sollten auch bei einer freien Form der Dokumentation als Leitfragen genutzt werden (vgl. Kasten). Stellt sich heraus, dass die Patientin oder der Patient mit einer freien Form der Alptraumdokumentation nicht zurechtkommt, so kann der Fragebogen als Protokollbogen für alle Alpträume genutzt werden. In jedem Fall sollten die Leitfragen auf dem Fragebogen in der Therapiesitzung besprochen werden. Neben Fragen nach den verschiedenen Sinneseindrücken wird auch nach der Perspektive und der Art des Alptraumes (Selbst ins Traumgeschehen involviert? Realer, fiktiver oder bizarrer Traum?), dem eigenen Verhalten im Traum, Gedanken und Emotionen sowohl während als auch nach dem Traum gefragt. So werden auch Details dokumentiert, die nicht spontan berichtet würden, aber für die spätere Modifikation relevant sein können.

Wichtige Fragen für die Dokumentation von Alpträumen

- Hatten Sie heute Nacht einen oder mehrere Alpträume? (Falls mehrere Alpträume, bitte jeden Alptraum separat aufführen!)
- Haben Sie das Traumgeschehen von außen beobachtet oder waren Sie selbst involviert?
- Haben Sie die geträumte Situation schon einmal erlebt oder war es eine fiktive, bizarre und unrealistische Situation?
- Was haben Sie beobachtet bzw. wie haben Sie sich verhalten?
- Was haben Sie gesehen?
- Was haben Sie gehört?
- Was haben Sie gerochen/geschmeckt?
- Haben Sie etwas gespürt (z.B. auf der Haut o.Ä.)?
- Was haben Sie gedacht?
- Welche Emotionen hatten Sie während des Traums?
- Welche Emotionen hatten Sie nach dem Aufwachen?

Unabhängig von der gewählten Art der Dokumentation sollten folgende Punkte bei der Aufzeichnung des Alptraumes beachtet werden, die der Patientin bzw. dem Patienten auch in Form des „Arbeitsblatts 2: Aufzeichnung von Alpträumen“ (vgl. Anhang und Online-Materialien) mitgeben werden können.

Aufzeichnung von Alpträumen

- Gehen Sie abends mit dem Vorsatz ins Bett, sich am Morgen nach dem Aufwachen an den Traum erinnern zu wollen.
- Legen Sie am Abend alles, was Sie für die Aufzeichnung benötigen, griffbereit neben Ihr Bett.
- Zeichnen Sie Ihre Alpträume möglichst direkt nach dem Erwachen auf. Denn: Je mehr Zeit zwischen dem Alptraum und der Aufzeichnung vergeht, umso mehr Erinnerungslücken und Verzerrungen treten auf.
- Verwenden Sie Formulierungen in der Gegenwarts- und Ich-Form. So wird es Ihnen leichter fallen, sich detailliert an den Alptraum zu erinnern und diesen auch entsprechend zu beschreiben. Wichtig ist auch, dass alles aufgezeichnet wird, was Ihnen einfällt: alle Handlungen, alle Wahrnehmungen, alle während des Alptraums empfundenen Gefühle sowie auch vage „Fetzen“ und scheinbar unwichtige oder peinliche Details.
- Bei mehreren Alpträumen bietet es sich an, diese in der Reihenfolge aufzuzeichnen, in der sie auftraten.
- Erinnerungen an den Alptraum oder an die Alpträume, die im Laufe des Tages auftreten, sollten ebenfalls aufgezeichnet werden.
- Ergänzungen durch spätere im Wachzustand auftretende Gedanken und Gefühle sollten erst *nach* der Aufzeichnung des Alptraumes vorgenommen werden, da sonst die Gefahr besteht, dass die im Alptraum erlebten Gefühle mit den im Wachzustand erlebten Gefühlen vermengt werden.

6.5 Hausaufgaben

Die Alptraumdokumentation, wie in Kapitel 6.4 erläutert, soll über den kompletten Therapiezeitraum hinweg erfolgen.

Ein Merkblatt (vgl. „Arbeitsblatt 2: Aufzeichnung von Alpträumen“), das diese wichtigen Punkte nochmals zusammenfasst, befindet sich im Anhang und in den Online-Materialien und sollte zusammen mit dem beschriebenen Fragebogen (vgl. „Arbeitsblatt 3: Fragebogen zur Aufzeichnung von Alpträumen“) ausgehändigt werden.

Da die Aufzeichnung der Alpträume zu Hause und in Eigenverantwortung der Patientin bzw. des Patienten erfolgt, sollte zum Zwecke der Überprüfung die Durchführung dieser Aufgabe zu Beginn der nächsten Sitzung thematisiert werden. Bei dieser Nachbereitung bietet es sich an, folgende Aspekte zu erfragen:

- „Haben Sie Alpträume aufgezeichnet?“ (Wenn nein, warum nicht?)
- „Welche Aufzeichnungsart haben Sie verwendet?“
- „Wie gut hat die Aufzeichnung geklappt?“ (Wie detailliert ist die Aufzeichnung?)
- „Was war schwierig?“
- „Benötigen Sie weitere Erklärungen oder Unterstützung bei der Aufzeichnung der Alpträume?“

Kapitel 7
Entspannungsverfahren

Ziele
• Einführung in ein Entspannungsverfahren • Vorbereitung für die eigenständige Durchführung des Verfahrens zu Hause
Materialien (vgl. Anhang und Online-Materialien)
• Arbeitsblatt 4: Leitfaden für das Entspannungstraining • Audio-CD[2] (ggf. USB-Stick) mit Entspannungs- und Imaginationsübungen • Ggf. Instruktionstexte zur Progressiven Muskelentspannung und zum Autogenen Training

Ziel dieser Sitzung ist die Vermittlung einer Kurzversion wahlweise der Progressiven Muskelentspannung (PMR) nach Jacobson (Jacobson, 1990) oder des Autogenen Trainings (AT) nach Schultz (1991). Das Beherrschen eines Entspannungsverfahrens im Rahmen der Alptraumbehandlung hat zwei Funktionen: Zum einen sollen die Patientinnen und Patienten generell entspannter und ruhiger werden, was zu einem Rückgang der psychischen Belastung und des erlebten Stresses führt. Zum anderen sind die in dem vorliegenden Therapiemanual nachfolgenden Therapiebausteine (Imagination, Modifikation des Alptraums) an die Fähigkeit zur körperlichen Entspannung und zur geistigen Gelassenheit geknüpft. Beides wird durch die regelmäßige Anwendung eines Entspannungstrainings gefördert.

Im Folgenden werden je eine Übung der PMR und des AT beschrieben, die für die meisten Patientinnen und Patienten einfach zu erlernen sein sollten und deren Durchführung nicht länger als 20 bis 25 Minuten dauert. Welches der beiden Verfahren gewählt wird, kann nach den Vorlieben der jeweiligen Patientin bzw. des jeweiligen Patienten entschieden werden. Gibt es noch keinerlei Vorerfahrungen mit Entspannungsverfahren, ist die PMR häufig leichter zu erlernen und umzusetzen.

In der Regel werden das Grundprinzip der Entspannung und das Verfahren selbst in der zweiten Therapiesitzung vorgestellt. Danach wird das Entspannungstraining mit der Patientin bzw. dem Patienten durchgeführt und anschließend besprochen. Bis zur nachfolgenden Therapiesitzung soll er das erlernte Entspannungsverfahren dann weiter üben. Auf eine umfassende Erläuterung der parasympathischen Entspannungsreaktion kann aus Zeitgründen verzichtet werden. Wichtig ist jedoch, dass der Patientin bzw. dem Patienten vor der Durchführung der Übung erklärt wird, dass eine Entspannungsübung sowohl auf der körperlichen als auch auf der geistigen Ebene zu einer Entspannungsreaktion führt bzw. führen kann. Durch eine Minderung der muskulären Anspannung und der kardiovaskulären Aktivierung können körperliche Veränderungen wie ein Gefühl der Schwere, Taubheit oder Kribbeln auftreten. Eine langsame Rücknahme mit ausgiebigem Strecken und kurzem Anspannen der Muskulatur ist wichtig, um Schwindel vorzubeugen.

2 Bitte erstellen Sie für Ihre Patientinnen und Patienten eine Audio-CD und verwenden Sie dazu die Audio-Dateien, die Sie über die Hogrefe-Internetseite abrufen können (vgl. dazu „Hinweise zu den Online-Materialien“ im Anhang auf S. 128; ggfs. können Sie die Audio-Dateien auch in Form eines USB-Sticks zur Verfügung stellen). Falls gewünscht, können Sie die Audio-CD auch noch zusätzlich mit einem CD-Inlet ausstatten (vgl. Vorlage in den Online-Materialien).

Im Anschluss an die Übung wird besprochen, wie die Patientin bzw. der Patient die Übung erlebt hat. In der Regel führt erst ein regelmäßiges, nach Möglichkeit tägliches, Üben dazu, eine Tiefenentspannung erreichen zu können. Das sollte erklärt werden, insbesondere dann, wenn es der Patientin bzw. dem Patienten nicht beim ersten Mal gelungen ist, sich auf die Übung einlassen und sich entspannen zu können.

7.1 Progressive Muskelentspannung

Die Progressive Muskelentspannung nach Jacobson besteht aus der sequenziellen Anspannung und Entspannung bestimmter Muskelgruppen. Dabei geht man davon aus, dass die physiologische Entspannung auch eine mentale Entspannung nach sich zieht. Die Anspannungsphase sollte ca. fünf Sekunden dauern, die Entspannungsphase zehn bis fünfzehn Sekunden. Es wird empfohlen, pro Muskelgruppe die Abfolge aus Anspannung und Entspannung drei Mal durchzuführen. Bei Muskelgruppen, die für beide Körperhälften separat angespannt werden, wird mit der dominanten Seite begonnen (vorher nach der Händigkeit der Patientin bzw. des Patienten fragen!). Die Übungen können sowohl im Sitzen als auch im Liegen durchgeführt werden, häufig ist eine Durchführung im Sitzen zu Beginn angenehmer. In der Regel werden die Patientinnen und Patienten angeleitet, während der Übung die Augen geschlossen zu halten. Ist dies nicht möglich, können die Augen zunächst geöffnet bleiben (für traumatisierte Patientinnen und Patienten vgl. Kapitel 11.1). Das Schließen der Augen während der Übung ist zum einen deshalb von Belang, weil weniger Reize von außen die Konzentration und die Entspannung der Patientinnen und Patienten stören können, zum anderen verändert sich bei geschlossenen Augen die Aktivität des Gehirns, die Hirnströme werden denen im Schlaf ähnlicher.

Bevor mit der Entspannungsübung selbst begonnen wird, sollte der Patientin bzw. dem Patienten erklärt und demonstriert werden, wie die einzelnen Muskelgruppen anzuspannen sind, damit es während der Übung selbst nicht zu Irritationen kommt. Auch sollte besprochen werden, welche Körperhaltung eingenommen wird und ob sie/er sich bereits bei der ersten Durchführung zutraut, die Augen zu schließen.

Instruktion zur Durchführung der PMR

Setzen (oder legen) Sie sich bequem hin, schließen Sie die Augen und überprüfen Sie, ob Sie nichts beengt, drückt oder sonst wie ablenken könnte.

Ballen Sie jetzt Ihre rechte (linke) Hand zur Faust, fest anspannen, die Spannung halten und dann langsam wieder entspannen. Achten Sie dabei auf den Unterschied zwischen der Anspannung und der Entspannung.

Und noch einmal. Spannen Sie Ihre rechte (linke) Hand an, indem Sie sie zur Faust ballen. Halten Sie diese Anspannung, spüren Sie diese Anspannung – und dann entspannen Sie wieder. Langsam locker lassen, immer mehr und mehr locker lassen. Und achten Sie dabei immer auf den Unterschied zwischen der Anspannung und der Entspannung. Spüren Sie, wie Ihre rechte (linke) Hand schon etwas schwerer und wärmer geworden ist.

Und machen Sie Ihre rechte (linke) Hand nochmals zur Faust, fest anspannen, die Spannung halten und wieder entspannen. Langsam locker lassen, immer mehr und mehr. Und achten Sie dabei immer auf den Unterschied zwischen der Anspannung und der Entspannung. Achten Sie darauf, wie Sie Ihre rechte (linke) Hand immer noch ein bisschen mehr entspannen können.

Ballen Sie jetzt Ihre linke (rechte) Hand zur Faust. Fest anspannen, die Spannung halten, die Anspannung spüren, und dann wieder locker lassen. Langsam immer mehr und mehr locker lassen. Und achten Sie auch hier wieder auf den Unterschied zwischen der Anspannung und der Entspannung.

Und noch einmal. Spannen Sie Ihre linke (rechte) Hand an, indem Sie sie zur Faust ballen. Halten Sie diese Anspannung ... und entspannen Sie wieder. Lassen Sie locker, immer mehr und mehr locker lassen. Und achten Sie dabei stets auf den Unterschied zwischen der Anspannung und der Entspannung.

Und noch einmal. Ballen Sie Ihre linke (rechte) Hand zur Faust. Fest anspannen, die Spannung halten und dann langsam wieder entspannen. Locker lassen, immer mehr und mehr locker lassen. Und achten Sie dabei auf den Unterschied zwischen der Anspannung und der Entspannung. Und achten Sie auch darauf, wie Ihre linke (rechte) Hand schon etwas schwerer und wärmer geworden ist.

Winkeln Sie jetzt Ihren rechten (linken) Arm an und spannen ihn an. Halten Sie die Spannung und spüren Sie diese. Und jetzt langsam wieder locker lassen, immer weiter, immer mehr entspannen. Und achten Sie dabei wie immer auf den Unterschied zwischen der Anspannung und der Entspannung.

Und noch einmal: den rechten (linken) Arm anwinkeln, die Faust dazu ballen und den Arm anspannen. Halten Sie die Spannung und spüren Sie die Spannung, und dann langsam wieder entspannen, immer weiter und weiter. Spüren Sie, wie Sie mit jedem Ausatmen Ihren Arm immer noch ein bisschen mehr entspannen und lockern können.

Und noch einmal den rechten (linken) Arm anwinkeln und anspannen. Achten Sie auf das Gefühl der Anspannung ... dann entspannen Sie wieder langsam. Und achten Sie dabei wie immer auf den Unterschied zwischen der Anspannung und der Entspannung. Und spüren Sie, wie Sie Ihren Arm immer noch ein bisschen mehr entspannen können.

Winkeln Sie jetzt Ihren linken (rechten) Arm an, ballen die Faust und spannen den Arm an. Halten Sie die Spannung, spüren Sie die Spannung. Und dann ganz langsam wieder locker lassen, immer mehr und mehr. Und achten Sie dabei wie immer auf den Unterschied zwischen der Anspannung und der Entspannung.

Und noch einmal: den linken (rechten) Arm anwinkeln und anspannen. Die Spannung halten und spüren. Und dann wieder langsam entspannen, locker lassen, immer mehr und mehr locker lassen. Und achten Sie darauf, wie Sie Ihren Arm immer noch ein bisschen mehr entspannen und lockern können.

Und noch einmal den linken (rechten) Arm anwinkeln und anspannen. Achten Sie auf das Gefühl der Anspannung und halten Sie die Anspannung. Dann entspannen Sie wieder. Und achten Sie dabei wie immer auf den Unterschied zwischen der Anspannung und der Entspannung. Und spüren Sie, wie Sie Ihren Arm immer noch ein bisschen mehr entspannen können.

Ziehen Sie jetzt beide Schultern hoch, halten Sie diese Anspannung und entspannen Sie langsam wieder. Lassen Sie locker, immer mehr und mehr locker lassen. Und achten Sie auch hierbei wieder auf den Unterschied zwischen der Anspannung und der Entspannung.

Und noch einmal. Die Schultern nach oben ziehen, anspannen, die Spannung halten und dann langsam wieder entspannen. Locker lassen, immer mehr und mehr locker lassen. Und achten Sie darauf, wie Sie auch Ihre Schultern immer noch ein bisschen mehr entspannen, immer noch ein bisschen mehr lockern können.

Und noch einmal. Die Schultern anspannen, die Spannung halten, spüren und dann langsam wieder entspannen. Achten Sie dabei immer wieder auf den Unterschied zwischen der Anspannung und der Entspannung. Und achten Sie darauf, wie auch Ihre Schultern schwer und entspannt geworden sind.

Spannen Sie jetzt Ihre Stirn an, indem Sie die Augenbrauen zusammenziehen und Ihre Stirn in Falten legen. Halten Sie diese Anspannung und entspannen Sie dann langsam wieder. Lassen Sie locker, langsam immer mehr und mehr locker lassen. Und achten Sie auch hierbei wieder auf den Unterschied zwischen der Anspannung und der Entspannung.

Und noch einmal. Die Augenbrauen zusammenziehen, die Stirn in Falten legen und anspannen. Die Anspannung halten, spüren und dann langsam wieder entspannen. Achten Sie darauf, wie Sie Ihre Stirn immer noch ein bisschen mehr entspannen, immer noch ein bisschen mehr glätten können.

Und noch einmal die Stirn anspannen, die Spannung halten, die Anspannung spüren und dann langsam wieder entspannen. Locker lassen, immer mehr und mehr locker lassen. Und achten Sie wie immer auf den Unterschied zwischen der Anspannung und der Entspannung. Und spüren Sie, wie Sie Ihre Stirn immer noch ein wenig mehr glätten und entspannen können.

Spannen Sie jetzt die Muskulatur um Ihre Augen an, indem Sie die Augen fest zusammenkneifen. Halten Sie diese Anspannung und spüren Sie sie. Dann langsam wieder entspannen. Locker lassen, immer mehr und mehr locker lassen. Und achten Sie dabei wie immer auf den Unterschied zwischen der Anspannung und der Entspannung.

Und noch einmal. Die Augen fest zusammenkneifen, die Spannung spüren, halten und dann langsam wieder entspannen. Locker lassen, immer mehr und mehr locker lassen. Und achten Sie dabei weiterhin auf den Unterschied zwischen der Anspannung und der Entspannung.

Und noch einmal. Die Muskulatur um Ihre Augen anspannen, die Augen fest zusammenkneifen und die Anspannung spüren. Dann langsam locker lassen, immer mehr und mehr. Und achten Sie darauf, wie Sie auch die Muskulatur um Ihre Augen immer noch ein bisschen mehr entspannen können und wie Ihre Augen dadurch schwerer und schwerer werden.

Beißen Sie jetzt die Zähne fest zusammen und spannen Sie Ihre Kiefermuskulatur an. Halten Sie diese Anspannung und spüren Sie die Spannung. Dann lassen Sie langsam wieder locker, immer mehr und mehr locker lassen. Und achten Sie dabei wie immer auf den Unterschied zwischen der Anspannung und der Entspannung.

Und noch einmal die Zähne fest zusammenbeißen, die Mund- und Kiefermuskulatur anspannen, die Spannung halten und dann langsam wieder entspannen. Locker lassen, immer mehr und mehr entspannen. Und achten Sie darauf, wie Sie Ihre Kiefer immer mehr entspannen können und Ihr Unterkiefer immer schwerer und schwerer wird.

Spannen Sie noch einmal Ihre Kiefermuskeln an indem Sie die Zähne fest aufeinanderbeißen. Halten Sie diese Anspannung und dann lassen Sie ganz langsam locker. Immer mehr und mehr locker lassen. Und achten Sie dabei immer auf den Unterschied zwischen der Anspannung und der Entspannung. Und achten Sie darauf, wie Ihr Unterkiefer immer schwerer und schwerer wird, mit jedem Ausatmen noch ein bisschen schwerer.

Gehen Sie jetzt in Gedanken durch Ihren Körper. Beginnen Sie bei der rechten (linken) Hand. Spüren Sie, wie Ihre rechte (linke) Hand schwer und warm geworden ist, wie Ihr Blut warm durch jeden einzelnen Finger strömt. Dann gehen Sie weiter durch den Unterarm und den Oberarm. Spüren Sie, wie auch Ihr Arm schwer und entspannt geworden ist. Dann gehen Sie in Ihre linke (rechte) Hand. Spüren Sie, wie auch diese Hand schwer geworden ist und das Blut durch die Hand und die Finger pulsiert. Dann gehen Sie weiter in den linken (rechten) Arm und spüren, wie auch dieser Arm schon schwer geworden ist und schwer auf der Stuhllehne oder auf Ihrem Schenkel ruht. Gehen Sie dann weiter in Ihre Stirn, die Augen und die Mund- und Kieferregion. Spüren Sie, wie Ihre Stirn glatt und ruhig ist, die Augen schwer und entspannt und die Kiefer ebenfalls schwer sind.

Gehen Sie dann auch durch jene Körperteile, die Sie nicht bewusst angespannt und entspannt haben, durch Ihren Rücken, Ihre Brust und Ihren Bauch. Spüren Sie, wie auch Ihr Rücken, die Brust- und Bauchmuskulatur schwer und entspannt geworden sind. Und gehen Sie noch weiter hinunter durch Ihre Oberschenkel, Unterschenkel, bis hinab zu den Füßen. Spüren Sie, wie schwer auch Ihre Beine und Füße geworden sind und wie die Füße schwer und sicher auf dem Boden ruhen.

Gehen Sie jetzt in Gedanken in Ihren Kopf. Merken Sie, wie es in Ihrem Kopf ruhiger geworden ist, wie Ihre Gedanken Ihnen gleichgültiger sind und Sie nicht mehr so beschäftigen. Wie Sie Ihre Gedanken kommen und ziehen lassen können, wie Sie Ihre Gedanken einfach sein lassen können. Genießen Sie dieses Gefühl der körperlichen Entspannung und der geistigen Gelassenheit.

[ca. zwei bis drei Minuten Ruhe, dann Zurücknahme]

Ich werde jetzt langsam rückwärts von drei auf null zählen. Wenn ich bei null angekommen bin, dehnen und strecken Sie sich und öffnen dann Ihre Augen.

Drei, zwei, eins, null.

7.2 Autogenes Training

Das Autogene Training (AT) nach Schultz ist eine auf Autosuggestion basierende Entspannungstechnik, die aus einer Reihe aufeinander aufbauenden Übungen besteht. Die hier verwendete Kurzform ist eine Kombination der Atem-, Schwere- und Wärmeübungen, die zu einer muskulären Entspannung und einer Verbesserung der Durchblutung führt und durch die körperliche Entspannung und Ruhe eine mentale Entspannung nach sich zieht. Anders als beim klassischen Autogenen Training ist es im Rahmen dieses Manuals nicht Ziel, dass die Patientinnen und Patienten lernen, sich im Rahmen der Entspannungsübung selbst anzuleiten – dies würde einen größeren Umfang an Übung erfordern – sondern dass sie mithilfe der Übung während der Therapie und zu Hause anhand der Audio-CD (ggf. USB-Stick) eine basale Entspannungsfähigkeit als Grundlage für die Imagination erwerben.

Diese Übung kann ebenfalls sowohl im Sitzen als auch im Liegen durchgeführt werden, auch bezüglich des Schließens der Augen gilt vergleichbares wie bei der PMR (vgl. Kapitel 7.1).

Instruktion zur Durchführung des AT

Machen Sie es sich bequem. Schließen Sie die Augen, wenn Sie möchten. Überprüfen Sie, ob Ihre Position bequem ist. Überprüfen Sie, dass Sie nichts mehr drückt, beengt, oder anderweitig ablenken könnte.

Sie sind ganz ruhig.

Lenken Sie nun Ihre Aufmerksamkeit auf Ihre Atmung. Spüren Sie, wie Sie langsam ein- und ausatmen, ganz gelassen und ganz gleichmäßig, immer wieder ein und aus. Vielleicht möchten Sie auch einmal besonders tief ein- und ausatmen, das können Sie gerne tun. Achten Sie darauf, wie sich bei jedem Einatmen der Brustkorb hebt, und beim Ausatmen wieder senkt. Bleiben Sie mit Ihrer Aufmerksamkeit eine Weile bei Ihrer Atmung, und verfolgen Sie die ruhigen, gleichmäßigen Atemzüge.

[ca. ein bis zwei Minuten Pause]

Sie sind ganz ruhig.

Nun wollen wir mit der Reise durch den Körper anfangen. Wir beginnen bei der rechten Hand, genauer beim rechten Zeigefinger. Lenken Sie Ihre Aufmerksamkeit dorthin, in die Spitze des rechten Zeigefingers, und spüren Sie, wie Ihr rechter Zeigefinger langsam von der Spitze an beginnt zu kribbeln. Es ist ein ganz leichtes, angenehmes Kribbeln, das sich nach und nach in Ihrem rechten Zeigefinger ausbreitet. Achten Sie nun auch auf die anderen Finger der rechten Hand. Nach und nach fängt erst die Spitze vom Mittelfinger an zu kribbeln, dann die des Ringfingers, des kleinen Fingers, und zuletzt des Daumens. Und das Kribbeln breitet sich aus, zunächst in den Fingern, und schließlich in der ganzen rechten Hand. Sie spüren, dass das Kribbeln in Ihrer Hand eine angenehme Wärme hinterlässt.

Diese Wärme und das Kribbeln breiten sich nun gemeinsam weiter aus. Die Wärme und das Kribbeln ziehen hoch, zunächst einmal in das Handgelenk. Spüren Sie, wie auch Ihr Handgelenk langsam beginnt zu kribbeln und wie das Kribbeln immer weiter geht, Ihren Unterarm hinauf, bis zum Ellenbogen. Ihr ganzer rechter Unterarm kribbelt und ist angenehm warm. Diese angenehme Wärme geht weiter und erfüllt den Ellenbogen und dann den Oberarm, auch Ihr Ellenbogen und Ihr Oberarm fangen nach und nach an, leicht zu kribbeln. Wenn Sie nun Ihre Aufmerksamkeit auf Ihren ganzen rechten Arm lenken, merken Sie, dass Ihr ganzer rechter Arm angenehm warm und schwer geworden ist und ganz ruhig auf der Stuhllehne oder Ihrem Oberschenkel liegt.

Ihr rechter Arm ist angenehm schwer und warm.

Sie sind ganz ruhig.

Lösen Sie nun Ihre Aufmerksamkeit vom rechten Arm und lenken sie hinüber zur linken Hand. Auch auf dieser Seite beginnt zunächst die Spitze Ihres Zeigefingers leicht zu kribbeln. Spüren Sie genau hin und merken Sie, dass sich das Kribbeln ganz allmählich ausbreitet, zunächst im linken Zeigefinger, und dann, nach und nach, auch in den anderen Fingern Ihrer linken Hand. Zunächst im Mittelfinger, im Ringfinger, im kleinen Finger, und schließlich auch im Daumen. Das Kribbeln wird etwas fester und erfüllt nach und nach alle fünf Finger der linken Hand und schließlich die Hand selbst. Und mit dem Kribbeln breitet sich auch die angenehme Wärme und Schwere aus, die Sie eben schon gespürt haben.

Dieses angenehme Gefühl, dieses warme Kribbeln, breitet sich nach und nach von der Hand aus im linken Arm aus, immer weiter und weiter. Sie spüren, wie es hochzieht, ganz langsam, erst in das Handgelenk, dann über den Unterarm bis zum Ellenbogen und schließlich bis in Ihren Oberarm. Spüren Sie, wie auch Ihr ganzer linker Arm von dem leichten, warmen Kribbeln erfüllt wird und merken Sie, wie auch Ihr linker Arm ganz warm und schwer geworden ist.

Ihr linker Arm ist angenehm schwer und warm.

Sie sind ganz ruhig.

Von beiden Armen aus zieht das Kribbeln weiter hinauf in Ihre beiden Schultern. Merken Sie, wie sich das Kribbeln von den Armen aus langsam in den Schultern ausbreitet und auch dort ein angenehm warmes Gefühl hinterlässt. Das Kribbeln zieht immer weiter, von den Schultern bis hinauf in den Nacken. Spüren Sie, wie die ganze Nackenpartie ebenfalls von dem warmen Kribbeln erfüllt wird, und die ganze Nackenpartie angenehm schwer und warm wird.

Sie sind ganz ruhig.

Das Kribbeln auf der Haut wandert noch weiter hoch bis zu ihrem Kopf. Sie merken, wie nun auch Ihre Kopfhaut und Ihr Gesicht ganz leicht beginnen zu kribbeln. Auch Ihre Stirn, die Augenlieder, die Nase, die Ohren und schließlich die Lippen. Sie merken, wie Ihr Gesicht warm wird, und sich mehr und mehr entspannt. Vielleicht merken Sie, wie Ihre Augenlieder schwer werden, oder dass Sie die Lippen nun weniger zusammenpressen.

Sie sind ganz ruhig.

Dieses angenehm entspannte Gefühl reist weiter durch den Körper. Das Kribbeln breitet sich nun auch auf Ihren Hals aus und zieht ganz langsam immer weiter hinab. Sie spüren, wie zunächst Ihr Hals beginnt zu kribbeln und warm zu werden, und dann, ganz langsam, zieht das leichte Kribbeln hinab, zunächst in den Rücken und schließlich auch in die Brust und den Bauch. Sie merken, wie Ihr ganzer Oberkörper von einer angenehmen Wärme und Schwere erfüllt wird. Und vielleicht nutzen Sie die Gelegenheit ja auch, mit Ihrer Aufmerksamkeit noch einmal zu Ihrer Atmung zurückzukehren. Achten Sie auf Ihre Atmung und merken Sie, wie sich Ihr Brustkorb nun ganz langsam immer wieder hebt und senkt und versuchen Sie, mit jedem Ausatmen ein bisschen Anspannung abzugeben.

Wenn Sie nun wieder auf das Kribbeln achten, merken Sie, dass es in der Zwischenzeit begonnen hat, die Reise zu Ihren Beinen anzutreten. Ganz gemächlich breitet es sich in Ihrer Hüfte aus, gefolgt von der angenehmen Wärme und Schwere. Die Wärme und das Kribbeln wandern weiter in Ihre Oberschenkel, ganz langsam und in Ruhe in Richtung der Knie. Wenn das Kribbeln die Knie erreicht hat, merken Sie, dass Ihre Oberschenkel ganz entspannt und schwer auf dem Stuhl, auf dem Sie sitzen oder dem Bett, auf dem Sie liegen, ruhen.

Das Kribbeln geht noch weiter, immer weiter hinab durch Ihre Unterschenkel. Auch die Schienbeine und Waden beginnen nach und nach immer mehr zu kribbeln. Und auch Ihre Schienbeine und Waden, Ihre ganzen Unterschenkel, werden warm und schwer. Zu guter Letzt bemerken Sie, wie das Kribbeln auch Ihre Füße erreicht. Dieses Mal breitet sich das Kribbeln vom Fuß her aus bis in die Zehen, Sie spüren zunächst das angenehm warme Kribbeln im Fuß und schließlich, wenn Sie darauf achten, merken Sie, dass es sich in jeden einzelnen Zeh ausbreitet. Und auch Ihre Füße werden angenehm warm und schwer und ruhen fest und sicher auf dem Untergrund.

Sie sind ganz ruhig.

Wenn Sie nun in Gedanken durch Ihren Körper streifen, merken Sie, dass Ihr ganzer Körper ganz ruhig und entspannt geworden ist. Genießen Sie diesen Zustand noch ein paar Augenblicke. Vielleicht möchten Sie in Gedanken noch einmal die einzelnen Körperteile besuchen, vielleicht besinnen Sie sich noch einmal zurück auf Ihre Atmung. Wenn Ihnen danach ist, können Sie aber auch einfach nur dasitzen oder liegen und die Ruhe genießen.

[ca. zwei bis drei Minuten Ruhe, dann Rücknahme]

Ich möchte Sie nun bitten, ganz langsam wieder in die Realität zurückzukehren. Die Ruhe und die Entspannung bleiben Ihnen. Sie öffnen langsam die Augen, recken und strecken sich, wie nach einem langen erholsamen Schlaf, und finden sich dann langsam wieder im Raum zurecht.

7.3 Hausaufgaben

Bis zur nächsten Therapiestunde sollte die Patientin bzw. der Patient das erlernte Entspannungsverfahren zu Hause täglich durchführen, dazu wird die Audio-CD (ggf. USB-Stick) ausgehändigt. Grundsätzlich ist es auch möglich, dass sie bzw. er sich den Text von einem Angehörigen vorlesen lässt (vgl. Textvorlagen in den Online-Materialien) oder – nach einigen Übungsdurchgängen – die Übungen im Kopf durchgeht und sich somit selbst instruiert.

Am Ende der Therapiesitzung sollten auch die Rahmenbedingungen erläutert werden, unter denen die Übung zu Hause durchführt werden soll. Es bietet sich an, zunächst einige grundsätzliche Verhaltensregeln bei der Durchführung von Entspannungsübungen zu benennen und sich anschließend von der Patientin bzw. vom Patienten seine Vorstellungen schildern zu lassen, wann und wo sie oder er die Übungen durchführen will. Sollten sich die geplanten Umstände als ungünstig erweisen, besteht so die Möglichkeit, bereits zu diesem frühen Zeitpunkt zu intervenieren und Misserfolgen vorzubeugen. Das „Arbeitsblatt 4: Leitfaden für das Entspannungstraining" (vgl. Kasten und Anhang sowie Online-Materialien) sollte zusätzlich ausgehändigt werden.

Leitfaden für das Entspannungstraining

- Suchen Sie sich einen Platz für Ihre Entspannungsübung aus, an dem Sie ungestört sind.
- Schalten Sie Ihr Handy/Telefon und andere Störquellen nach Möglichkeit aus.
- Teilen Sie Ihren Familienmitgliedern etc. mit, dass Sie in der nächsten halben Stunde nicht gestört werden möchten. Bringen Sie im Zweifel eine Notiz an der Tür an.
- Führen Sie die Übungen nicht durch, wenn Sie unter Zeitdruck stehen, beispielsweise wenn Sie Besuch oder einen wichtigen Anruf erwarten.
- Überprüfen Sie vor Beginn der Übung, ob Sie bequem sitzen bzw. liegen. Lockern Sie beispielsweise Ihren Gürtel oder nehmen Sie die Brille ab.
- Wenn Sie sitzen, stellen Sie die Füße nebeneinander auf den Boden. Wenn die Beine den Boden nicht berühren können oder Sie die Beine übereinandergeschlagen haben, besteht die Gefahr, dass sie einschlafen. Die Arme legen Sie auf ihren Oberschenkeln oder den Armlehnen ab. Wenn Sie liegen, legen Sie die Beine nebeneinander auf den Boden, die Arme legen Sie am besten neben den Körper. Für Ihren Kopf können Sie ein kleines Kissen verwenden.
- Nehmen Sie sich nach der Entspannungsübung Zeit für die Rücknahme. Ihr Herz-Kreislaufsystem wird während der Übung heruntergefahren, Puls und Herzschlag sind langsamer als normal, sodass bei zu plötzlichem Aufstehen die Gefahr besteht, dass Ihnen schwindelig wird. Bleiben Sie nach der Übung noch einen Moment sitzen oder liegen, Dehnen und strecken Sie sich ausgiebig und spannen sie die Muskulatur dabei einige Male an. Stehen Sie nicht ruckartig auf!
- Es dauert eine Zeit, bis man in der Lage ist, sich wirklich zu entspannen. Ein Effekt ist nur nach regelmäßigem Üben zu erwarten. Üben Sie am Anfang in Situationen, in denen Sie relativ ruhig und gelassen sind. Erst nach ausgiebiger Übung (einigen Wochen) kann man das Entspannungsverfahren auch im „Ernstfall", z.B. wenn man sich sehr aufgeregt hat, verwenden.

Auch diese Hausaufgabe sollte zu Beginn der nächsten Sitzung nachbesprochen werden. Relevante Fragen sind in diesem Fall:

- „Haben Sie die Entspannungsübung durchgeführt?" (Wenn nein, warum nicht?)
- „Wie gut konnten Sie sich auf die Übung einlassen und entspannen?"
- „Gab es Schwierigkeiten?" (Wenn ja, welche?)

Wenn die Übungen gar nicht durchgeführt wurden, sollte nachgefragt werden, warum dies der Fall war. Stellt sich heraus, dass es Unsicherheiten in der Durchführung der Übung gab, sollten diese ausgeräumt werden. Gegebenenfalls kann erneut eine Übung in der Therapiesitzung durchgeführt werden. In jedem Fall sollte ausdrücklich auf die Wichtigkeit des selbstständigen Übens des Entspannungsverfahrens hingewiesen werden. Zugleich sollten auch die Erwartungen relativiert werden, es geht nicht darum, in wenigen Tagen die Fähigkeit zur Tiefenentspannung zu erlernen, sondern „nur" sich auf solche Übungen als Sockel für die Imaginationsübungen einzulassen. Auch wenn beim Üben Schwierigkeiten aufgetreten sind, sollten diese thematisiert werden. Ein häufiger Fehler ist, dass Patientinnen und Patienten die Übung nur dann einsetzen, wenn Sie sehr erregt sind und das Gefühl haben, sich entspannen zu müssen. An dieser Stelle muss erneut erklärt werden, dass ein Einsatz in Zuständen von starker Anspannung nur nach intensivem Üben möglich ist.

Sollte eine Patientin oder ein Patient beide vorgestellten Verfahren grundsätzlich ablehnen und aus diesem Grund die Hausaufgaben nicht gemacht haben, gibt es die Möglichkeit nach Alternativen (z. B. Yoga, Meditation) zu suchen, die dann zu Hause oder in entsprechenden Kursen eigenständig erlernt und durchführt werden können oder möglicherweise auch schon erlernt wurden.

Kapitel 8
Imagination

Ziele
• Einführung in die Imaginationsübungen • Förderung der Imaginationsfähigkeit • Herausarbeiten der vorherrschenden Sinnesmodalitäten • Umgang mit Veränderungen im Rahmen der Imaginationsübungen • Anleitung zur eigenständigen Durchführung weiterer Übungen
Materialien (vgl. Anhang und Online-Materialien)
• Arbeitsblatt 5: Leitfaden zur Durchführung von Imaginationsübungen • Audio-CD (ggf. USB-Stick) mit Entspannungs- und Imaginationsübungen • Ggf. Instruktionstexte zu den Imaginationsübungen

Die bildliche Vorstellung (Imagination) bildet die Grundlage für das weitere Vorgehen in der Alptraumbehandlung. Darum sind die Imaginationsübungen essenzieller Bestandteil der Alptraumtherapie. Eine Einführung in die Imagination findet in der Regel in der dritten Therapiesitzung statt. Ziel dieser Sitzung ist es, herauszuarbeiten, mit welchen Sinnen die Vorstellung am besten klappt, damit diese Sinneskanäle in der nachfolgenden Alptraumveränderung gezielt angesprochen werden können. Außerdem soll die Imaginationsfähigkeit insgesamt gesteigert werden. In der Regel fühlen sich Patientinnen und Patienten ihren Alpträumen hilflos ausgeliefert. Sie sollen im Rahmen der Alptraumbehandlung erlernen, dass es durchaus die Möglichkeit zur internen Kontrolle von vorgestellten Bildern gibt. Ziel der Imaginationsübungen ist es, dass die Patientinnen und Patienten mithilfe ihrer Vorstellungskraft gezielt Szenen hervorrufen und verändern lernen. Eine Verbesserung der Imaginationsfähigkeit wird sich nur einstellen, wenn sie außerhalb der Therapiesitzungen regelmäßig selbstständig üben. Die Therapeutin bzw. der Therapeut führt sie im Verlauf dieser Stunde lediglich in die Technik ein und leitet an, weitere Übungseinheiten durchzuführen.

An Fantasievorstellungen können alle Sinnesmodalitäten beteiligt sein, auch Emotionen spielen häufig eine Rolle. Bei vielen Menschen dominieren eine oder zwei Sinnesmodalitäten, häufig ist eine davon der Sehsinn (visuelle Modalität). Auch wenn bei den meisten Personen in Alpträumen visuelle Eindrücke dominieren, ist es für die Behandlung nicht von Bedeutung, ob eine Patientin oder ein Patient sich die Szenen visuell vorstellen kann. Es ist auch ansonsten unerheblich, wie viele Sinne an der vorgestellten Szene beteiligt sind und um welche Sinne es sich dabei handelt. Es ist wichtig, dies auch den Patientinnen und Patienten gegenüber immer wieder zu betonen, um falschem Ehrgeiz und Frustrationen während der Imaginationsübungen vorzubeugen. Wichtig ist lediglich, herauszufinden, mit welchen Sinnen die jeweilige Patientin bzw. der jeweilige Patient während der Imaginationsübungen wahrnimmt, denn diese Sinnesmodalitäten können dann später bei der Alptraummodifikation bevorzugt angesprochen werden. Insbesondere diejenigen Sinneskanäle, die in den berichteten Alpträumen vorherrschend sind, sollten auch während der Imaginationsübungen gezielt angesprochen und falls notwendig trainiert werden.

Im Rahmen dieses Therapiebausteins soll zunächst eine Fantasiereise durchgeführt werden. Anhand dieser ersten Imaginationsübung wird anschließend mit der Patientin bzw. dem Patienten erarbeitet, welche Sinnesmodalitäten vorherrschend sind. Im weiteren Verlauf der Sitzung wird dann noch eine weitere, vertiefende Übung durchgeführt. Treten Schwierigkeiten bei den einzelnen Übungen auf, sollten diese wiederholt und ggf. durch weitere Übungen ergänzt werden. Ein Übergang zum nächsten Therapiebaustein macht erst dann Sinn, wenn die Patientin bzw. der Patient im Imaginieren der suggerierten positiven Szenen sicher ist.

Bei den Imaginationsübungen können verschiedene Probleme auftreten, sowohl in der Sitzung als auch bei den Hausaufgaben:

- *Ablenkung:* Die Patientinnen und Patienten müssen sich auch während der Hausaufgaben einen ruhigen Ort suchen. Dennoch ist man nicht völlig sicher vor Störungen. Darum sollte in der Sitzung besprochen werden, wie man mit kalkulierbaren Störungen (z. B. Mobiltelefone, Familienmitglieder etc.) umgehen kann (analog Entspannungsübungen, vgl. Kapitel 7). Außerdem sollte erklärt werden, dass es vorkommen kann, dass die Gedanken während der Übung gelegentlich abschweifen können. Wichtig ist dann lediglich, dass die Patientinnen und Patienten sich bemühen, in einem solchen Fall wieder zur Übung zurückzukehren.
- *Negative Bilder:* Vor allem bei posttraumatischen Alpträumen mischen sich häufig negative Bilder in die Vorstellung. Das kann zu Ängsten bis hin zu Panikattacken führen. Wichtig ist hier, dass die Patientin bzw. der Patient angeleitet wird, dass sie/er auch hier die Kontrolle behalten kann, indem sie/er sich, ähnlich wie bei einer Abschweifung, von den negativen Bildern löst und zur Übung zurückkehrt oder – wenn dies nicht gelingt – die Übung jederzeit unterbrechen kann. Auf die spezifische, adaptierte Vorgehensweise bei traumatisierten Patientinnen und Patienten wird in Kapitel 11.1 noch einmal gesondert eingegangen.
- *Grundsätzliche Schwierigkeiten bei der Imagination:* Meistens ist es einfacher, keine fiktive Szene für die Imaginationsübungen zu verwenden, sondern zunächst auf eine positive Erinnerung (z. B. an den letzten Urlaub) zurückzugreifen, die dann mit der Zeit modifiziert wird. Alternativ dazu kann auch auf weniger komplexe Imaginationsübungen zurückgegriffen werden (vgl. Kapitel 8.3).
- *Kaum Imagination möglich:* Manche Patientinnen und Patienten können sich die suggerierten Szenen nur sehr schwer oder gar nicht vorstellen. In einer solchen Situation können die Bilder „verbalisiert" werden, das heißt, die Patientin bzw. der Patient beschreibt sich selbst die Szene im Detail. Diese Technik erfüllt ebenfalls ihren Zweck, da auch hier die Fantasie angeregt wird. Manchmal hilft es in einem solchen Fall auch, mit weniger komplexen Szenen zu arbeiten (vgl. Kapitel 8.3).
- *Ungewöhnliche Körperwahrnehmungen:* Zum Beispiel Wärme- oder Schweregefühle, Kribbeln in den Händen oder das Gefühl zu schweben, können Patientinnen und Patienten beunruhigen. Sie sind auf die physiologischen Reaktionen auf die Entspannung während der Übungen zurückzuführen.

8.1 Fantasiereisen

Für die erste Fantasieübung stehen grundsätzlich vier Geschichten zur Verfügung („Am Strand", „Im Straßencafé", „Am Waldsee", „Auf dem Mittelaltermarkt", vgl. hierzu auch die Online-Materialien), die in den nachfolgenden Kästen aufgeführt sind. Die Patientin bzw. der Patient kann diejenige auswählen, die ihr/ihm am meisten vertraut ist, um zu gewährleisten, dass sie/er sich die Bilder möglichst gut vorstellen kann. Da für eine erfolgreiche Imagination ein entspannter Zustand notwendig ist, bietet es sich an, zum Einstieg eine kurze Entspannungsübung durchzuführen. Wird die Fantasiereise in der Sitzung angeleitet, greift man sinnvollerweise auf die zuvor erlernte Entspannungstechnik in einer Kurzfassung zurück (z. B. PMR mit jeweils nur zwei Wiederholungen).

Im Anschluss an die Fantasiereise soll herausgearbeitet werden, mit welchen Sinnesmodalitäten die Patientin oder der Patient während der Übung vornehmlich wahrgenommen hat. Darum sollte er/sie zu Beginn der Übung angeleitet werden, sich nach Möglichkeit die ganze Szene genau vorzustellen. Zur anschließenden Besprechung der Imaginationsübung können die Leitfragen verwendet werden, die jeweils im Anschluss an die Fantasiereise angeführt sind.

Fantasiereise „Am Strand“

Machen Sie es sich bequem –
Schließen Sie die Augen –
Sie fühlen Ihren Körper ganz bewusst –
Sie sind ruhig –
Ihre Hände und Arme sind angenehm schwer –
Ihre Füße und Beine sind schwer –
Ihr Nacken und Ihre Schultern sind entspannt –
Ihr ganzer Körper ist angenehm warm –
Ihre Atmung ist ruhig und gleichmäßig –
Ihr Gesicht ist ganz entspannt und gelöst.

Ich möchte Sie nun zu einem kleinen Ausflug an einen schönen Ort einladen:
Stellen Sie sich vor,
Sie stehen am Strand eines Meeres.
Sie haben die Schuhe ausgezogen,
Ihre nackten Füße sinken leicht im feuchten Sand ein,
Sie spüren die Brandung, die Ihre Fußknöchel umspielt.
Das Wasser ist angenehm kühl.

Sie schauen den Strand entlang,
Nicht weit von Ihnen erreicht das Wasser eine Sandburg.
Sie riechen das Salz des Meeres, den Seetang, ...

Sie gehen weiter den Strand entlang.
Unter Ihren Füßen spüren Sie kleine Steine und Muscheln.
Wenn Sie wollen, heben Sie eine der Muscheln auf.
Sie hören das gleichmäßige Rauschen des Meeres.

Die Sonne scheint.
Ihre Haut ist angenehm warm.
Sie spüren einen leichten Wind, der Sie umschmeichelt.
Der Wind bläst in Ihr Haar und streicht über Ihre Haut.

Sie sehen wieder auf das Meer.
Die Sonnenstrahlen glitzern auf dem Wasser.

Am Strand ist auch eine kleine Bar mit Liegestühlen.
Sie gehen dorthin und lassen sich nieder.

Sie merken, dass Sie durstig sind.
Ihnen wird ein Glas oder eine Tasse gebracht.
Darin Ihr Lieblingsgetränk.
In Ihrer Hand halten Sie das Getränk,
Sie riechen daran.
Sie führen das Getränk an die Lippen und trinken.
Es schmeckt gut.

Sie atmen tief und befreit durch.
Genießen Sie den Augenblick.

Nach einer Weile kommen Sie wieder in die Realität zurück.
Sie strecken die Arme und recken sich, wie nach einem langen und erholsamen Schlaf.
Die Wärme und die Ruhe bleiben Ihnen.
Öffnen Sie langsam die Augen und finden Sie sich wieder im Raum zurecht.

Fragen nach der Imaginationsübung:

- Haben Sie sich während der Fantasiereise wohlgefühlt?
- Gab es etwas, was Sie sich besonders gut vorstellen konnten?
- Konnten Sie sich vorstellen, wie die Wellen an den Strand rollten oder wie beispielsweise die Muscheln aussahen?
- Konnten Sie das gleichmäßige Rauschen des Meeres hören?
- Haben Sie in Ihrer Fantasiereise eine der Muscheln aufgehoben?
- Hatten Sie den Eindruck, die Sonne auf Ihrer Haut spüren zu können?
- Konnten Sie sich die Wellen vorstellen, die gegen Ihre Knöchel geschlagen sind?
- Was haben Sie sich vorgestellt, zu trinken?
- Hatten Sie den Eindruck, das Getränk schmecken zu können?
- Konnten Sie das Meer riechen?

Fantasiereise „Im Straßencafé“

Machen Sie es sich bequem –
Schließen Sie die Augen –
Sie fühlen Ihren Körper ganz bewusst –
Sie sind ruhig –
Ihre Hände und Arme sind angenehm schwer –
Ihre Füße und Beine sind schwer –
Ihr Nacken und Ihre Schultern sind entspannt –
Ihr ganzer Körper ist angenehm warm –
Ihre Atmung ist ruhig und gleichmäßig –
Ihr Gesicht ist ganz entspannt und gelöst.

Ich möchte Sie nun zu einem kleinen Ausflug an einen schönen Ort einladen:
Stellen Sie sich vor, Sie gehen eine kleine Gasse in einer beschaulichen Altstadt entlang.
Die Gasse ist schmal und wird zu beiden Seiten von hübschen Häusern gesäumt.

Sie treten aus der Gasse heraus auf einen größeren Platz.
Es ist hell.

Die Sonne scheint.
Sie spüren die Wärme auf Ihrer Haut.

Vor Ihnen befindet sich ein gemütliches, kleines Straßencafé.
Draußen auf der Terrasse sind noch einige Tische frei.
Suchen Sie sich einen Tisch aus, der Ihnen besonders gefällt,
gehen Sie dorthin und setzen sich.

Es riecht angenehm nach frisch gemahlenem Kaffee und Croissants.
An einem Tisch in Ihrer Nähe spielt eine junge Mutter mit ihrem Kind.
Ein alter Mann sitzt Zeitung lesend auf der anderen Seite.
Sie hören die Seiten beim Umblättern rascheln.
Schauen Sie sich die Leute an.

Die Kellnerin kommt zu Ihnen an den Tisch.
Stellen Sie sich vor, was Sie jetzt gerne trinken möchten.
Die Kellnerin lächelt Sie an, kleine Lachfältchen bilden sich an ihren Augen,
Sie lächeln zurück.

Sie fühlen sich wohl.
Es ertönt leise ein Musikstück, das Sie gerne mögen.
Sie hören eine Weile zu.

Die Kellnerin kommt mit Ihrem Getränk.
Sie schließen die Hände darum und trinken einen Schluck.

Lehnen Sie sich in Ihrem Stuhl zurück und beobachten Sie die Menschen um sich herum.
Lauschen Sie auf die Musik und die Gespräche.
Genießen Sie den Augenblick und atmen Sie tief durch.

Nach einer Weile kommen Sie wieder in die Realität zurück.
Sie strecken die Arme und recken sich, wie nach einem langen und erholsamen Schlaf.
Die Wärme und die Ruhe bleiben Ihnen.
Öffnen Sie langsam die Augen und finden Sie sich wieder im Raum zurecht.

Fragen nach der Imaginationsübung:

- Haben Sie sich während der Fantasiereise wohlgefühlt?
- Wenn Sie sich die Szene noch einmal in Erinnerung rufen, was konnten Sie sich am besten vorstellen?
- Was für Menschen befanden sich in dem Café?
- Konnten Sie sich das Lächeln der Kellnerin vorstellen?
- Konnten Sie die Melodie des Liedes hören?
- Konnten Sie sich Gespräche vorstellen?
- Konnten Sie den frisch gemahlenen Kaffee und die Croissants riechen?
- Welches Getränk haben Sie bestellt?
- Wie hat es geschmeckt?
- Haben Sie die Sonne auf Ihrer Haut gespürt?
- Haben Sie sich während der Fantasiereise wohlgefühlt?

Fantasiereise „Am Waldsee"

Machen Sie es sich bequem –
Schließen Sie die Augen –
Sie fühlen Ihren Körper ganz bewusst –
Sie sind ruhig –
Ihre Hände und Arme sind angenehm schwer –
Ihre Füße und Beine sind schwer –
Ihr Nacken und Ihre Schultern sind entspannt –
Ihr ganzer Körper ist angenehm warm –
Ihre Atmung ist ruhig und gleichmäßig –
Ihr Gesicht ist ganz entspannt und gelöst.

Ich möchte Sie nun zu einem kleinen Ausflug an einen schönen Ort einladen:
Sie sind zum Wandern in den Bergen.
Auf einer Waldlichtung mit einem kleinen Bergsee bleiben Sie stehen.
Sie sehen die Bäume des Waldes, das Gras und die Blumen der Lichtung.

Auf der Lichtung ist ein kleiner See.
Der See ist glatt und ruhig.
Sie riechen den Duft der Bäume und Blumen.
Ein leichter Wind streicht Ihnen über das Gesicht.
Sie hören das Zwitschern der Vögel und das Summen der Insekten.
Stellen Sie sich ganz genau vor, wie es dort ist.

Sie ziehen Ihre Schuhe aus und gehen noch ein Stück weiter, bis an den Rand des kleinen Sees.
Sie spüren das kühle Moos unter Ihren Füßen.

Am Rande des kleinen Sees setzen Sie sich ins Gras und lehnen sich bequem an einen Baumstamm.
Sie spüren das Gras unter Ihren Beinen und den großen, stabilen Baumstamm an Ihrem Rücken.
Sie beobachten das ruhige Treiben auf der Lichtung.

Sie haben einen Rucksack dabei, in den Sie am Morgen ein kleines Picknick gepackt haben.
Sie packen Ihr Getränk und Ihr Essen aus und riechen zunächst daran.

Sie trinken einen Schluck – das Getränk tut nach dem Fußweg gut.
Dann fangen Sie an, langsam und genüsslich zu essen.
Sie genießen den Geschmack des Essens in dieser herrlichen Umgebung.

Schließen Sie die Augen und lauschen Sie noch einmal auf die Geräusche des Waldes.
Sie spüren das warme Sonnenlicht auf Ihrem Gesicht.
Genießen Sie den Augenblick und atmen Sie tief ein.

Nach einer Weile kommen Sie wieder in die Realität zurück.
Sie strecken die Arme und recken sich, wie nach einem langen und erholsamen Schlaf.
Die Wärme und die Ruhe bleiben Ihnen.
Öffnen Sie langsam die Augen und finden Sie sich wieder im Raum zurecht.

Fragen nach der Imaginationsübung:

- Haben Sie sich während der Fantasiereise wohl gefühlt?
- Wenn Sie sich die Szene noch einmal in Erinnerung rufen, was konnten Sie sich am besten vorstellen?
- Waren Blumen auf der Lichtung? Wenn ja: Wie sahen sie aus?
- Wie groß war die Lichtung?
- Können Sie sich noch an Geräusche erinnern?
- Haben Vögel gezwitschert?
- Haben Sie das Summen der Insekten gehört?
- Wie laut hat der Wind in den Baumkronen gerauscht?
- Wie hat es auf der Waldlichtung gerochen?
- Gab es Nadelbäume?
- Konnten Sie den Duft der Blumen bemerken?
- Wie hat sich der Waldboden unter Ihren Füßen angefühlt?
- Haben Sie den Wind in Ihrem Gesicht bemerkt?
- Haben Sie das warme Sonnenlicht auf Ihrem Gesicht gespürt?
- Welches Gefühl war es, als Sie sich entspannt an den Baumstamm angelehnt haben?
- Was hatten Sie zu essen und zu trinken dabei?
- Konnten Sie schmecken, was Sie zu sich nehmen?

Fantasiereise „Auf dem Mittelaltermarkt“

Machen Sie es sich bequem –
Schließen Sie die Augen –
Sie fühlen Ihren Körper ganz bewusst –
Sie sind ruhig –
Ihre Hände und Arme sind angenehm schwer –
Ihre Füße und Beine sind schwer –
Ihr Nacken und Ihre Schultern sind entspannt –
Ihr ganzer Körper ist angenehm warm –
Ihre Atmung ist ruhig und gleichmäßig –
Ihr Gesicht ist ganz entspannt und gelöst.

Ich möchte Sie nun zu einem kleinen Ausflug an einen schönen Ort einladen:
Stellen Sie sich vor, Sie befinden sich auf einem mittelalterlichen Marktplatz.
Auf dem Platz gibt es viele Marktstände,
Marktschreier preisen ihre Waren an.
Sie hören einen der besonders laut schreit:
„Brot! Kostet unser frisches, heißes Brot.“
Sie können das Brot bereits riechen.

Sie stehen vor einem Stand, welcher gefärbtes Tuch feilbietet.
Das Tuch ist aus Wolle und Leinen.
Sie vergraben Ihre Finger darin, Sie fühlen den Stoff rau und beruhigend auf Ihrer Haut.

Sie schauen an sich herunter,
Sie tragen schlichtes Leinen,
An Ihrem Gürtel hängt ein kleiner Beutel.

Sie machen einen Schritt und hören die Münzen darin klimpern.
Um Sie herum eilen Bauern, Mägde und Knechte an Ihnen vorbei.

Sie gehen weiter.
Eine alte Frau verkauft Honig und Met,
Sie sehen sie sich an.
Sie dürfen einen Löffel des Honigs kosten.
Er schmeckt süß und würzig.

Als Sie um eine Ecke biegen, sehen Sie einen Hufschmied.
Er beschlägt gerade ein Pferd.
Direkt daneben ist der Stand mit dem frischen Brot.
Sie greifen in Ihre Tasche.
Sie holen eine der kühlen Münzen hervor und kaufen sich einen der frischen Brotlaibe.

Sie suchen sich einen Platz etwas abseits des bunten Treibens und lassen sich nieder.
Sie nehmen den Brotlaib und beißen hinein.
Das Brot ist noch etwas warm, es schmeckt gut.
Sie fühlen sich gestärkt.

Schließen Sie die Augen und lauschen Sie noch einmal auf die Geräusche, die Sie umgeben.
Sie spüren das warme Sonnenlicht auf Ihrem Gesicht und den Rest des Brotes in Ihrer Hand.
Genießen Sie den Augenblick und atmen Sie tief ein.

Nach einer Weile kommen Sie wieder in die Realität zurück.
Sie strecken die Arme und recken sich, wie nach einem langen und erholsamen Schlaf.
Die Wärme und die Ruhe bleiben Ihnen.
Öffnen Sie langsam die Augen und finden Sie sich wieder im Raum zurecht.

Fragen nach der Imaginationsübung:

- Haben Sie sich während der Fantasiereise wohlgefühlt?
- Gab es etwas, was Sie sich besonders gut vorstellen konnten?
- Konnten Sie sich vorstellen, wie Sie über den Markt gingen und die einzelnen Stände betrachtet haben?
- Konnten Sie die Rufe der Marktschreier hören?
- Haben Sie das Brot gerochen?
- Haben Sie den Leinenstoff berührt? Wie hat er sich angefühlt?
- Haben Sie Ihre eigene Kleidung wahrgenommen?
- Haben Sie den Honig probiert? (Wenn ja: Konnten Sie ihn schmecken?)
- Konnten Sie sich vorstellen, das Brot zu essen?
- Haben Sie das Sonnenlicht auf Ihrer Haut gespürt?

8.2 Vertiefungsübung: Veränderung von Szenen

Die Vertiefungsübung soll den Patientinnen und Patienten die Möglichkeit geben, Szenen weiterzuentwickeln und zu verändern. Es ist im Verlauf der Behandlung essenziell, dass es der Patientin oder dem Patienten gelingt, die Szenen des ursprünglichen Alptraums bewusst verändern zu können. Es hat sich als sinnvoll herausgestellt, diese aktive Veränderung von vorgestellten Szenen zunächst mit einer harmlosen Situation zu üben – hier wurde beispielhaft die Veränderung des Wetters gewählt. Eine Verschlechterung des Wetters ist für die meisten Menschen zwar unangenehm, aber nicht bedrohlich. Natürlich wären auch andere Modifikationen von bereits eingeführten Szenen oder neue Szenen, die fortgesetzt werden müssen, denkbar. Es ist jedoch häufig hilfreich, bei dieser Vertiefungsübung an eine imaginierte Szene anzuknüpfen. Einleitend wird erklärt, dass sich die bereits aus der Fantasiereise bekannte Szene verändern wird, dass das Ende offenbleibt und die Patientin bzw. der Patient sich selbst ein Ende ausdenken sollen. Für diese Fortsetzung gibt es keine Vorgaben oder Regeln. Gerade wenn die berichteten Träume unrealistisch sind, sollte hier noch einmal darauf hingewiesen werden, dass man sich auch bei der Imagination nicht an physikalische Gesetzmäßigkeiten und Ähnliches zu halten braucht. Die konkrete Reaktion der Patientin bzw. des Patienten auf die Veränderung bleibt ihr/ihm überlassen und wird anschließend besprochen. Ziel ist es nicht, die Hilflosigkeit der Patientin bzw. des Patienten zu verstärken, sondern ihr/ihm im Gegenteil anhand eines neutralen Beispiels zu zeigen, dass es die Möglichkeit gibt, imaginierte Szenen aktiv zu verändern. Die Instruktion für die Übung könnte beispielhaft folgendermaßen aussehen:

Nachdem wir im Rahmen der Fantasiereise(n) herausgefunden haben, mit welchen Sinnen Sie sich am besten Dinge vorstellen können und Sie Ihre Vorstellungkraft ein wenig trainiert haben, wollen wir nun üben, Szenen zu verändern. Diese Fähigkeit brauchen Sie später, wenn wir den Traum verändern möchten. Wichtig ist, sich klarzumachen, dass Sie während der Imagination wach sind und sich nur Dinge vorzustellen brauchen, die sie sich vorstellen möchten. Tauchen unangenehme Wahrnehmungen auf, können Sie diese entweder während der Übung verändern oder – falls dies nicht gelingt – die Übung abbrechen. Sie bestimmen über das, was vor Ihrem inneren Auge passiert.

In der Übung werden wir zunächst in der Vorstellung an den Ort der Fantasiereise zurückkehren. Dann werde ich die Geschichte weitererzählen und das Wetter wird sich verändern. Das Ende der Geschichte bleibt offen und Sie sollen sich selbst überlegen, wie es weitergeht. Sie sind völlig frei in der Entscheidung, wie Sie mit der Situation umgehen wollen. Denken Sie auch daran, dass sich die Geschichte in Ihrer Fantasie abspielt. Ebenso wie Ihre Träume brauchen auch Sie sich in der Vorstellung nicht an physikalische Gesetzmäßigkeiten zu halten oder daran, „was realistisch ist".

Vertiefungsübung „Wetterveränderung"

Stellen Sie sich noch einmal den Ort vor, an dem Sie schon in Ihrer Fantasiereise waren.

Rufen Sie sich die Szene noch einmal in Erinnerung.

Sie sitzen dort bei schönstem Wetter, die Sonne wärmt Ihre Haut ...

Plötzlich spüren Sie, wie es kühler wird.

Sie schauen nach oben und sehen dicke Wolken, die am Himmel aufgezogen sind und die Sonne verdecken.

Es wird windiger.

Sie spüren, wie der kühle Wind über Ihre Haut streicht.

Nach kurzer Zeit fällt ein erster Regentropfen auf Ihren Arm, dann ein zweiter und schließlich ein ganzer Regenschauer.

Es ist ein warmer Sommerregen.

Sie spüren Tropfen auf Ihrer Haut.

Sie überlegen sich, was Sie nun wohl tun werden ...

Fragen nach der Imaginationsübung:

- Welche Veränderung haben Sie zuerst bemerkt?
- Wie unangenehm fanden Sie die Veränderung?
- Was ging Ihnen durch den Kopf, als Sie die Veränderung bemerkt haben?
- Haben Sie überlegt, die Situation zu verändern?
- Wie haben Sie das gemacht? Wie ging es dann weiter?
- Wie haben Sie sich am Ende der Übung gefühlt?

Glückt die Übung zunächst nicht, fühlt die Patientin oder der Patient sich beispielsweise in der vorgestellten Situation unwohl, kann aber nicht reagieren, können im therapeutischen Gespräch zunächst mögliche hilfreiche Reaktionen erörtert werden, bevor eine Wiederholung der Übung erfolgt. Um die Patientin bzw. den Patienten zu unterstützen, kann anstelle des offenen Endes der Übung zunächst die im Gespräch erarbeitete Lösung angeleitet werden. Es gilt zu bedenken, dass nicht nur eine Reaktion im Sinne von beobachtbarem Verhalten, sondern auch eine Neubewertung der Situation (z. B. „Regen als willkommene Abkühlung, die man in vollen Zügen genießt") ein erfolgreicher Umgang mit der Aufgabe ist.

8.3 Alternative Übungen

Manchen Patientinnen und Patienten fällt es schwer, sich ganze Szenerien vorzustellen. Hier besteht die Möglichkeit, zunächst mit weniger komplexen Bildern zu arbeiten. Dies gilt insbesondere dann, wenn auch die berichteten Alpträume wenig konkrete bzw. komplexe Handlungen umfassen. Nachfolgend sind einige Beispiele aufgeführt, wie solche Übungen aussehen könnten. Die Einleitung sowie die Rücknahme können auf die gleiche Art und Weise erfolgen, wie es auch bei den vorangegangenen Fantasiereisen der Fall war. Die Fragen im Anschluss an die Imagination können ebenfalls analog zu denen bei den komplexeren Fantasiereisen erfolgen. Wichtig ist dabei, dass alle in der Übung angesprochenen Sinnesmodalitäten abgefragt werden.

Imaginationsübung „Ball“

Stellen Sie sich nun zunächst einen Kreis vor.

Füllen Sie diesen Kreis mit Farbe, zum Beispiel mit einem kräftigen Rot.

Halten Sie den Kreis einige Augenblicke in Gedanken fest.

Allmählich verwandelt sich der Kreis in einen Ball.

Greifen Sie danach und nehmen Sie den Ball in die Hand.

Sie können ihn in der Hand ein paar Mal hin- und herdrehen.

Lassen Sie den Ball über den Boden hüpfen.

Schauen Sie ihm nach, wie er auf den Boden prallt, lauschen dabei auf das Geräusch des Aufpralls.

Lassen Sie den Ball ruhig noch einige Male auf- und niederhüpfen.

Fragen nach der Imaginationsübung:
- Wenn Sie sich die Übung noch einmal in Erinnerung rufen, was konnten Sie sich am besten vorstellen?
- Konnten Sie den Kreis am Anfang sehen?
- Wie hat er sich verändert?
- Haben Sie nach dem Ball gegriffen? Wie hat er sich angefühlt?
- Haben Sie den Ball springen lassen? Wie hat das ausgesehen?
- Haben Sie das Aufprallen des Balls gehört?

Imaginationsübung „Treppe“

Stellen Sie sich zunächst eine Treppe vor.

Eine einfache Holztreppe mit etwa zehn Stufen.

Stellen sie sich vor, wie die Treppe aussieht, vielleicht auch, wie das Holz und die Farbe riechen.

Gehen Sie zum Fuß der Treppe.

Greifen Sie nach dem Geländer und spüren Sie das alte, massive Holz in Ihrer Hand.

Setzen Sie vorsichtig einen Fuß auf die alten Stufen.

Lauschen Sie dabei auf Ihre Schritte.

Lauschen Sie auf das Knarren des Holzes unter Ihren Füßen.

Lassen Sie das Knarren als Echo widerhallen.

Gehen Sie die Treppe ruhig ein paar Mal hinauf und hinunter.

Variieren Sie Ihre Geschwindigkeit und achten Sie darauf, wie die Bretter unter Ihren Füßen knarren.

Fragen nach der Imaginationsübung:
- Wenn Sie sich die Übung noch einmal in Erinnerung rufen, was konnten Sie sich am besten vorstellen?
- Wie genau sah die Treppe in Ihrer Vorstellung aus?
- Haben Sie die Treppe betreten?
- Wie haben sich die Schritte auf dem Holz angehört?
- Haben Sie gespürt, wie das Holz unter Ihren Füßen nachgegeben hat?
- Haben Sie die Geschwindigkeit variiert? Was haben Sie dabei beobachtet?

Imaginationsübung „Orchester“

Stellen Sie sich vor, Sie sind in einem Konzert.

Sie haben die Augen geschlossen und konzentrieren sich ganz auf Ihr Gehör.

Gegebenenfalls spüren Sie auch den bequemen Sessel, in dem Sie sitzen.

Das Stück, das Sie hören, beginnt ganz ruhig, die ersten Instrumente setzen ein.

Es ist eine leise, ruhige Melodie.

Im Hintergrund hören Sie, wie leise ein Schlaginstrument einsetzt.

Nach und nach setzen immer mehr Instrumente ein.

Sie lauschen auf das melodische Zusammenspiel der verschiedenen Instrumente.

Wenn Sie genau hinhören, können Sie einzelne Instrumente heraushören.

Oder Sie lehnen sich zurück und lassen das Stück als Gesamtkunstwerk auf sich wirken.

Fragen nach der Imaginationsübung:

- Wenn Sie sich die Übung noch einmal in Erinnerung rufen, was konnten Sie sich am besten vorstellen?
- Haben Sie ein konkretes Stück gehört? Wenn ja: welches?
- Welche Instrumente haben das Stück begonnen?
- Konnten Sie einzelne Instrumente heraushören? Welches hat Ihnen besonders gefallen?
- Haben Sie den Sessel, in dem Sie saßen, spüren können?
- Haben Sie noch andere Dinge, wie z. B. Vibrationen, wahrgenommen?

8.4 Hausaufgabe

Bis zur nächsten Therapiesitzung und ggf. auch noch darüber hinaus ist die tägliche Durchführung von mindestens einer Imaginationsübung empfehlenswert. Hierzu kann die CD (ggf. USB-Stick), die bereits in der zweiten Sitzung ausgehändigt wurde, verwendet werden. Wichtig ist, dass vor allem das Verändern der vorgestellten Szenen geübt wird.

Während des Imaginationstrainings zu Hause ist es notwendig, dass die Patientinnen und Patienten nach Möglichkeit ungestört sind. Ihnen sollte das „Arbeitsblatt 5: Leitfaden zur Durchführung von Imaginationsübungen" (vgl. Anhang und Online-Materialien) an die Hand gegeben werden, damit sie wichtige Aspekte nachlesen können. Es sollte auch noch einmal auf die Regeln zur Durchführung von Entspannungsübungen verwiesen werden, die hier ebenfalls gelten.

Zu Beginn der folgenden Sitzung werden die Erfahrungen und Erfolge bei der selbstständigen Durchführung der Imaginationsübungen thematisiert. Wenn Schwierigkeiten aufgetreten sind, werden diese ebenfalls besprochen, bei Bedarf müssen weitere Imaginationsübungen durchgeführt werden.

Kapitel 9
Alptraummodifikation

Ziele
• Modifikation mindestens eines Alptraums, dazu gehören – Auswahl eines Alptraums (falls erforderlich) – Rekonstruktion des Alptraums – Identifizierung negativ besetzter Traumelemente – Herausarbeiten charakteristischer Traumelemente – Finden von Alternativen zu den negativ besetzten Traumelementen – Schaffung eines alternativen, neutralen Traumhergangs • Verständnis und Verinnerlichung der verwendeten Therapietechniken • Fähigkeit zur eigenständigen Durchführung weiterer Alptraummodifikationen auch nach Abschluss der Therapie
Materialien (vgl. Anhang und Online-Materialien)
• Arbeitsblatt 6: Veränderung meines Alptraums • Arbeitsblatt 7: Leitfaden zur Veränderung von Alpträumen

Bei der Alptraummodifikation handelt es sich um den wichtigsten und vor allem den spezifischsten Aspekt der Alptraumtherapie. In der Regel wird damit in der vierten Sitzung begonnen. Es gilt, einen emotional negativ besetzten Traum so zu modifizieren, dass er für die Patientin oder den Patienten keine Belastung mehr darstellt. Sie bzw. er hat in den letzten Wochen die aufgetretenen Alpträume schriftlich festgehalten. Es kann sich dabei entweder um mehrere verschiedene oder einen wiederkehrenden Alptraum handeln. Das Ziel der Therapie besteht nicht darin, alle Alpträume zu bearbeiten. Vielmehr sollte es Ziel sein, die Fähigkeit zu vermitteln, (Alp-)Träume selbstständig zu verändern. Das heißt, dass bei einer Patientin oder einem Patienten mit mehreren Alpträumen während der Therapie zwei Alpträume bearbeitet werden. Beim ersten Alptraum finden große Teile der Alptraummodifikation in den Sitzungen mit viel Unterstützung durch die Therapeutin bzw. den Therapeuten statt, die Modifikation des zweiten Alptraums würde dann mehr in die Hausaufgaben verlagert werden. Der genaue zeitliche Ablauf der Modifikationssitzungen hängt unmittelbar davon ab, ob es einen wiederkehrenden oder mehrere verschiedene Alpträume gibt (vgl. auch Tabelle 5). Falls es sich um nur einen wiederkehrenden Alptraum handelt, steht für diesen Traum natürlich mehr Zeit zur Verfügung, allerdings muss die Patientin bzw. der Patient die Technik auch während der Modifikation dieses einen Traums erlernen, um sie gegebenenfalls später bei anderen Alpträumen anzuwenden. Gibt es mehrere Träume, werden in der Regel zwei davon während der Therapie behandelt. Im Rahmen der ersten Modifikation übernimmt die Therapeutin oder der Therapeut noch viele Schritte, die Technik wird demonstriert, bei der zweiten Modifikation sollen mehr Arbeitsschritte eigenständig von der Patientin bzw. dem Patienten durchgeführt werden.

Ist die Rede von unterschiedlichen Alpträumen, müssen unterschiedliche Settings bei ähnlichem bzw. gleichem Grundthema (Verfolgungen im Park, im Einkaufszentrum usw.) von unterschiedlichen Alptraumthemen oder -motiven (z. B. Verlust geliebter Menschen, eigenes Versagen, getötet werden) diffe-

Tabelle 5: Zeitliches Vorgehen bei wiederkehrenden vs. unterschiedlichen Alpträumen

Sitzung	Ein wiederkehrender Alptraum	Verschiedene Alpträume
4	• Besprechung des Alptraums • Gemeinsame Planung der anstehenden Modifikation	• Ermittlung von Alptraumthemen/Clustern der Alpträume • Auswahl eines Traums • Besprechung des Alptraums, ggf. Beginn der Modifikation
5	• Beginn der Modifikation mithilfe des Arbeitsblattes (die Therapeutin/der Therapeut unterstützt bei möglichst eigenständigem Vorgehen)	• Modifikation des Traums (die Therapeutin/der Therapeut unterstützt viel, übernimmt u.a. das Aufschreiben) • Üben (Imagination) als Hausaufgabe
6	• Fortsetzung Modifikation (Erarbeitung eines alternativen Traumhergangs) • Aufschreiben und Üben (Imagination) des Traums als Hausaufgabe	• Auswahl und Besprechung des zweiten Traums • Besprechung der Modifikationstechnik, Einführung Arbeitsblatt/Vorbereitung der eigenständigen Modifikation • Selbstständige Modifikation als Hausaufgabe
7	• Besprechen der Hausaufgabe und Reflektieren der durchgeführten Arbeitsschritte	• Besprechung der eigenständig durchgeführten Modifikation

renziert werden. In beiden Fällen sollte immer ein ganz konkreter Traum und nicht das Thema allgemein Gegenstand der Alptraummodifikation sein. Bei Träumen mit dem gleichen Motiv reicht es aus, wenn ein Traum exemplarisch modifiziert wird, der Effekt generalisiert auf ähnliche Träume. Zu Übungszwecken kann im Rahmen der Behandlung natürlich auch noch ein weiterer Traum mit dem gleichen Motiv bearbeitet werden. Gibt es mehrere Motive, werden die aufgetretenen Alpträume diesen zunächst zugeordnet (geclustert), ein Beispiel für das Vorgehen findet sich im Folgenden. Es muss dann je ein Traum pro Motiv exemplarisch modifiziert werden. Die Eigenständigkeit bei der Durchführung kann und sollte dabei schrittweise gesteigert werden.

Sind mehrere Alpträume aufgetreten (zunächst irrelevant ob innerhalb eines Motivs oder nicht), sollte zunächst ein als besonders relevant empfundener Traum gewählt werden. Grundsätzlich ist es irrelevant, welcher Traum zuerst modifiziert wird, es bietet sich allerdings aus Gründen der Therapiemotivation an, mit dem subjektiv am stärksten belastenden Traum zu beginnen. Es kann auf den Traum zurückgegriffen werden, der bereits zu Beginn der Therapie besprochen wurde, dies ist aber nicht notwendig.

Fallbeispiel: Frau N.

Frau N., eine 30-jährige Patientin, kommt in die Therapie und schildert, dass sie jede Nacht die unterschiedlichsten Alpträume habe. Mal sei sie selbst bedroht und müsse um ihr Leben kämpfen, mal ginge es um ihre Tiere oder Menschen, die ihr am Herzen liegen. Manchmal wisse sie gar nicht, wovor sie Angst habe, wisse aber, dass sie zu einem bestimmten Ort nicht hinwolle oder sie falle einfach ins Bodenlose. Sie sei sehr verunsichert, ob die Traumarbeit ihr helfen könne, weil die meisten Träume nur einmal auftauchen würden, und dafür immer wieder neue.

Beim genaueren Hinschauen stellt sie fest, dass sie ihre Träume in vier Gruppen einteilen kann:

1. *Versuche, wegzulaufen:* Dazu gehören Träume, in denen irgendwer hinter ihr herrennt, mal ein Mann, mal ein „dunkles Wesen“ oder es bleibt unklar, mal im Wald, mal in der Stadt oder an einem unklaren Ort. Das Weglaufen gelingt nicht, weil sie sich nicht bewegen kann, weil die Bewegungen wie aus Kaugummi sind, weil ihr etwas den Weg versperrt oder sie etwas festhält.
2. *Erfolglose Versuche, zu helfen:* Dazu gehören Träume wie der Tod eines Haustiers, den man hilflos mit ansehen muss, weil alle Hilfemaßnahmen versagen, ebenso wie Angehörige, die vor den eigenen Augen verunglücken, mal die Mutter, mal die Geschwister usw.
3. *Fahrt zu einem unheimlichen Ort:* Bei diesem Traum ist die Patientin mit verschiedenen Fahrzeugen, z.B. dem Fahrrad, in einem Wald unterwegs, zu einem Haus, von dem eine Bedrohung ausgeht. Sie weiß, dass sie dort nicht hinwill, kann aber auch nicht anhalten oder umdrehen.

4. *Fallen:* Diese Träume haben oft keine wirkliche Handlung, sondern bestehen nur aus einem Fall ins Bodenlose, in seltenen Fällen auch von einer Klippe etc.

Es gibt bei der Modifikation der Alpträume verschiedene Möglichkeiten. Manche Patientinnen und Patienten geben dem Traum ab einem bestimmten Schreckmoment eine positive Wendung. Mit Schreckmoment ist der Augenblick im Alptraum gemeint, bis zu dem vermeintlich alles in Ordnung war, und wo der Traum dann eine überraschende, negative und meist beängstigende Wendung nimmt. Zum Beispiel in einem Traum, in dem der Träumende mit dem Fahrrad nach Hause fährt, und plötzlich springt eine dunkle Gestalt aus dem Gebüsch. Den Schreckmoment als Teil des modifizierten Traums bestehen zu lassen und erst danach verändernd einzugreifen, ermöglicht bei vielen Patientinnen und Patienten eine erfolgreichere Modifikation, da die Struktur des modifizierten Traums nah an den ursprünglichen Alptraum angelehnt ist. Bei anderen Patientinnen und Patienten ist er zu stark emotional negativ besetzt und die Modifikation muss schon vorher einsetzen. Es gibt auch Alpträume, bei denen es keinen bestimmten Schreckmoment oder Wendepunkt gibt, sondern mehrere affektiv negativ besetzte Details innerhalb des gesamten Alptraums oder eine negative Traumstimmung von Anfang an. Bei solchen Alpträumen müssen möglichst diese Details modifiziert werden, der Alptraumverlauf an sich kann häufig beibehalten werden.

Es ist sehr unterschiedlich, wie nah Patientinnen und Patienten am ursprünglichen Traum bleiben können oder möchten, ebenso wie realistisch oder vermeintlich konstruktiv der Lösungsversuch ist. Es gibt keine Hinweise darauf, dass ein aggressives Vorgehen (z.B. einen Aggressor einmauern, angreifen, umbringen) oder auch ein eher defensives Vorgehen (bestimmte Dinge treten gar nicht mehr auf etc.) weniger zum Ziel führen als ein aus therapeutischer Sicht für das reale Leben besonders konstruktiver, aktiver und sozial akzeptierter Weg. Relevante Kriterien – und das kann subjektiv sehr unterschiedlich ausfallen – sind, ob die jeweilige Patientin bzw. der jeweilige Patient den Zusammenhang zum ursprünglichen Traum (a) noch als eng genug ansieht und ob (b) der negative Affekt ausreichend gesenkt werden konnte.

Tipp aus der Praxis

Die meisten Patientinnen und Patienten können dies intuitiv ziemlich gut einschätzen.

In diesem Kapitel wird das schrittweise Vorgehen der Alptraummodifikation beschrieben (vgl. Abbildung 4), die sich über mehrere Sitzungen erstreckt. Wie lange für die einzelnen Schritte benötigt wird und ob letztendlich ein zweiter Traum besprochen werden kann und sollte, ist individuell unterschiedlich. Wichtig ist, dass die Patientinnen und Patienten am Ende der Therapie den Eindruck gewinnen konnten, das Verfahren eigenständig anwenden zu können (Selbstwirksamkeit). Am Ende des Kapitels finden sich einige Beispiele für Traummodifikationen (vgl. Kapitel 9.8).

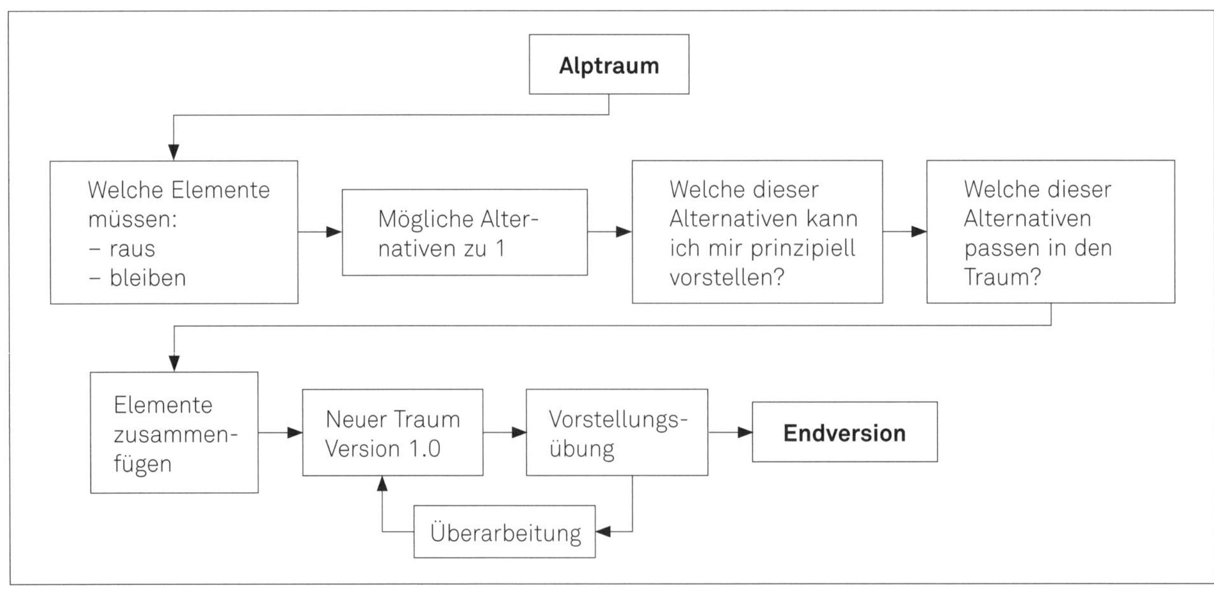

Abbildung 4: Schrittweises Vorgehen bei der Alptraummodifikation im Überblick

9.1 Alptraumrekonstruktion

Nachdem die Patientin bzw. der Patient sich für einen Alptraum entschieden hat, mit dem begonnen werden soll (dabei darf ruhig nach dem Kriterium der persönlichen Relevanz gewählt werden), wird dieser Alptraum zunächst auf die Modifikation vorbereitend besprochen. Die Patientin bzw. der Patient berichtet den Alptraum, die Therapeutin bzw. der Therapeut fasst das Erzählte immer wieder zusammen und fragt nach, sodass ein möglichst vollständiges Bild des Alptraums entsteht. Dabei kann auf die angefertigten Alptraumaufzeichnungen zurückgegriffen werden (vgl. Kapitel 6.3).

Das erneute Durchleben der Alpträume kann emotional belastend sein. Es ist nicht zwingend notwendig, Szenen, die ohnehin grundlegend verändert werden müssen, bis ins kleinste Detail berichten zu lassen, das gilt insbesondere bei posttraumatischen Alpträumen (vgl. Kapitel 11). Da der Beginn der Alptraummodifikation in einem emotional erregten Zustand erschwert ist, kann es sich anbieten, im Anschluss an die Alptraumrekonstruktion eine Entspannungsübung durchzuführen.

Fallbeispiel: Frau N. (Fortsetzung)

Frau N., die bereits im vorangegangenen Abschnitt vorgestellt wurde, entscheidet sich für den dritten Traum, in dem es um die Fahrt zu einem bedrohlichen Ort geht:

Th.: Sie haben sich für einen Alptraum entschieden. Worum geht es darin?

Pat.: Es gibt unterschiedliche Versionen dieses Traums, aber ich bin immer in einem Wald unterwegs.

Th.: Versuchen Sie einmal, sich auf einen konkreten Traum zu beziehen, vielleicht auf eine Version, die Sie besonders häufig träumen.

Pat.: Okay, ich versuche es ...

Th.: Wie muss ich mir das vorstellen, sind Sie selbst in das Traumgeschehen involviert oder nehmen Sie eher die Rolle einer Beobachterin ein?

Pat.: Ich bin selbst in den Traum involviert.

Th.: Und der Traum spielt in einem Wald?

Pat.: Ja, genau.

Th.: Ist das ein Wald, den Sie kennen?

Pat.: Nein, das ist ganz komisch, der Wald ist eher wie aus einem Film. Er wirkt unecht und mittendrin merkt man richtig, wie er sich verändert. Ich habe schon gedacht: „Jetzt werde ich wirklich verrückt."

Th.: Das hatten wir ja besprochen, dass die Trauminhalte nicht immer real sein müssen, das kommt häufig vor. Was meinen Sie damit, dass der Wald sich verändert?

Pat.: Also ich fahre auf diesem Weg und weiß, dass ich eigentlich gar nicht ankommen will. Und als mir klar wird, dass ich nicht anhalten oder umkehren kann, da verdunkelt sich der Wald und es gibt eine ganz gruselige Stimmung. Da bekomme ich noch mehr Angst.

Th.: Aha. Also am Anfang ist eigentlich alles noch soweit okay, und irgendwann „kippt" die Stimmung des Traums dann?

Pat.: Genau.

Th.: Und sehen Sie diesen Wald nur, oder hören Sie auch Geräusche in Ihrem Traum?

Pat.: Jetzt wo Sie es sagen, erinnere ich mich, dass ich am Anfang noch Vögel und so höre. Wenn sich der Wald verfinstert, sind diese Geräusche aber weg und es ist bedrohlich still.

Th.: Und wie ist es mit Gerüchen? Riechen Sie irgendetwas in Ihrem Traum?

Pat.: *(Denkt kurz nach)* Nein, ich habe nichts gerochen oder so. Das spielt für den Traum aber auch keine Rolle, denke ich mir.

Th.: Sie haben in Ihrem Traum also vor allem Dinge mit dem Sehsinn wahrgenommen.

Pat.: Wofür ist das wichtig?

Th.: Naja, wenn wir später einen alternativen Traum entwickeln wollen, bietet es sich an, die Sinneskanäle anzusprechen, die auch im Traum vorrangig sind. Darum würde mich auch noch interessieren, ob Sie Dinge gespürt haben. Also haben Sie zum Beispiel Unebenheiten auf dem Waldweg fühlen können oder Wind im Gesicht gespürt?

Pat.: Ja, das schon. Ich habe richtig gemerkt, wie es kälter wurde.

Th.: Sind Sie alleine unterwegs in Ihrem Traum?

Pat.: Ja, ganz alleine.

Th.: Und wissen Sie, was Sie an Ihrem Ziel erwartet?

Pat.: Nein, nicht genau. Ich weiß nur, dass ich auf gar keinen Fall dorthin will.

Th.: Okay. Und Sie fahren auf einem Waldweg dorthin ... Versuchen Sie im Verlauf des Traumes umzukehren oder anzuhalten?

Pat.: Nein.

Th.: Warum nicht?

Pat.: Naja, es ist im Traum eigentlich völlig klar, dass das nicht geht, darum brauchte ich es gar nicht erst versuchen.

Th.: Verstehe. Und was geht Ihnen durch den Kopf, wenn Sie auf diesen bedrohlichen Ort zufahren?

Pat.: Ich kann gar nicht klar denken. Mir geht immer wieder durch den Kopf „Mist, ich will da nicht hin." Und die Panik wird immer größer.

Th.: Kommen Sie denn an Ihrem Ziel an im Verlauf des Traumes? Oder wachen Sie möglicherweise vorher auf?

Pat.: Also so richtig ankommen tue ich nicht. Aber ich weiß, dass am Ende ein großes Haus steht. Manchmal kann ich es am Ende sehen, bevor ich aufwache. Und ich weiß, dass ich auf gar keinen Fall dort ankommen möchte, weil mich dort etwas Schlimmes erwartet.

Th.: Okay, da gibt es also ein Haus. Kennen Sie dieses Haus irgendwoher?

Pat.: Ich kann mich nicht erinnern. Aber vielleicht ist da ja irgendetwas, was ich verdrängt habe.

Th.: Das ist theoretisch möglich, aber es kann auch gut sein, dass die Elemente aus Ihrem Traum willkürlich zusammengepuzzelt wurden.

Pat.: Das kann ich mir nicht vorstellen.

Th.: Das spielt auch erstmal nur eine untergeordnete Rolle. Können Sie sich erinnern, wie dieses Haus aussieht?

Pat.: Von außen sieht es sehr groß aus, eine alte Villa oder so etwas.

Th.: Haben Sie auch eine Vorstellung, wie es im Inneren aussehen könnte?

Pat.: Nein. Ich war da nie drin.

Th.: Okay. Wie endet der Alptraum für gewöhnlich?

Pat.: Meistens wache ich auf. Manchmal „verliert" sich der Traum im Laufe der Nacht. Er hat dann kein richtiges Ende, ich träum dann einfach irgendwann etwas anderes.

Th.: Ich denke, wir konnten uns ein gutes Bild von Ihrem Alptraum machen und können nun mit der Veränderung des Traumes beginnen.

In diesem Fallbeispiel fällt auf, dass die Patientin ihren Traum immer wieder als eine Art Nacherzählung formuliert, während die Therapeutin versucht, über den Traum in der Gegenwart zu sprechen. Eine Formulierung in der ersten Person und im Präsens kann es erleichtern, sich an Details und mit dem Traum verknüpfte Emotionen zu erinnern. Bei der Alptraumrekonstruktion ist es dabei durchaus tolerabel, wenn die Patientin oder der Patient sich durch die Wahl der Vergangenheitsform von den Geschehnissen im Alptraum distanziert. Da für den modifizierten Traum eine möglichst konkrete Formulierung im Präsens jedoch essenziell ist, sollte die Therapeutin bzw. der Therapeut schon bei der Rekonstruktion darauf achten, Tempus und Person entsprechend zu verwenden, um diese einzuführen und mit derartigen Formulierungen vertraut zu machen.

9.2 Identifikation negativer Elemente

Der nächste Schritt ist die Identifikation negativer Elemente im Traum, sprich die Patientin bzw. der Patient soll herausfinden, welche Teile des Traums negative Gefühle wie Angst oder Ekel hervorrufen. Diese Elemente werden nach Möglichkeit auf einem Flip-Chart etc. oder dem „Arbeitsblatt 6: Veränderung meines Alptraums" (vgl. Anhang oder Online-Materialien) schriftlich festgehalten.

Bleibt man in der Metapher des Horrorfilms, dessen Drehbuch verändert werden soll (vgl. Kapitel 12.1.1), könnte eine Instruktion wie folgt aussehen:

Nachdem wir Ihren Alptraum nun besprochen haben, erinnern wir uns daran, dass es sich dabei um das „Drehbuch" zu ihrem persönlichen nächtlichen „Horrorfilm", also ihrem Alptraum handelt. Anders als in der Nacht, in der Sie das Opfer/der Protagonist des Traums sind, während der Traum nach dem vorgefertigten Drehbuch abläuft, wechseln Sie nun die Rolle und werden zur Regisseurin/zum Regisseur. Im nächsten Schritt setzen Sie den „Rotstift" an und markieren all diejenigen Stellen, die das Skript zum Alptraum gemacht haben und die wir verändern wollen. Ich werde die genannten Punkte dann hier am Flipchart/Whiteboard/etc. notieren.

In vielen Fällen fällt dieser Schritt den Patientinnen und Patienten verhältnismäßig leicht, weil es im Traum einen Wendepunkt gibt, an dem die Stimmung kippt und der Traum zum Alptraum wird oder weil es sehr offensichtliche beängstigende Elemente gibt. Bei Träumen, in denen es einzelne Details sind, die die negativen Emotionen hervorrufen, kann dies schon schwieriger werden. Dann muss der zuvor dokumentierte bzw. rekonstruierte Alptraum Stück für Stück durchgegangen werden. Vor allem Träume, die sehr wenig Handlung haben oder die nicht vollständig erinnert werden, können Schwierigkeiten bereiten. Insbesondere hier ist zu beachten, dass zum einen auch negative Emotionen oder Gedanken auf die „Negativ-Liste" gehören und es zum anderen nicht von Belang ist, dass sehr viele Elemente aufgeschrieben werden, sondern, dass die Liste erschöpfend ist.

In einigen Fällen ist den Träumenden im Nachhinein unklar, warum sie während des Traums einen starken negativen Affekt erlebt haben, bei der Nacherzählung kommt ihnen der Traum wenig bedrohlich oder sogar albern vor. Ist dies der Fall (und nur dann), kann es hilfreich sein, den berichteten Traum in Form einer Imaginationsübung noch einmal mit allen beteiligten Sinnen zu rekonstruieren, damit die Patientin bzw. der Patient ihn ganzheitlicher erleben und sich an die Emotionen erinnern kann.

9.3 Identifikation charakteristischer Elemente

Die modifizierte Traumfassung sollte bei den Patientinnen und Patienten keine starken negativen Emotionen mehr hervorrufen, oder gar zu einer so starken emotionalen Erregung führen, dass es zum Erwachen kommt. Nichtsdestotrotz kann der Alptraum nicht einfach durch einen völlig anderen Traum ersetzt werden, da eine assoziative Verknüpfung zwischen beiden Traumversionen erhalten bleiben muss. Häufig ist es eine Gratwanderung zwischen zu viel Veränderung (Zusammenhang zum ursprünglichen Alptraum fehlt) und zu wenig Veränderung (bei der neuen Traumversion handelt es sich nach wie vor um einen Alptraum). Um diesem Problem entgegenzuwirken, werden vor der eigentlichen Modifikation solche Elemente herausgearbeitet, die eine Verknüpfung beider Träume ermöglichen, das heißt, charakteristisch für den Alptraum sind, ohne starke negative Gefühle hervorzurufen. Es handelt sich dabei häufig um die Umgebung im Traum, den Traumanfang oder einzelne Gegenstände oder Personen. Manchmal können oder sollen negative Elemente auch unter der Voraussetzung als charakteristische Elemente bleiben, dass sie abgeschwächt oder im Verlauf bewältigt werden. Gelegentlich gibt es sogar einzelne Details, die als positiv empfunden wurden, auch diese Elemente dürfen und sollen selbstverständlich in der neuen Traumgeschichte wiederauftauchen. Die Auswahl der Elemente ist immer subjektiv, nur die jeweilige Patientin bzw. der Patient kann wissen, welche Bestandteile des Traumes so elementar sind, dass sie in der modifizierten Traumfassung wieder vorkommen müssen und ob die Elemente ausreichend wenig negative Emotionen hervorrufen, um im Traum bleiben zu dürfen. Diese Bestandteile des Traums können ebenfalls am Flipchart/Whiteboard oder in der mittleren Spalte des „Arbeitsblattes 6: Veränderung meines Alptraums" (vgl. Abbildung 5) notiert werden.

Falls es schwierig ist, überhaupt Elemente zu finden, die im Traum enthalten bleiben sollen, kann überlegt werden, welche Elemente, die eigentlich negative Emotionen hervorrufen, in abgeschwächter Form fortbestehen können. Insbesondere bei Träumen mit sehr wenig Handlung können es auch einzelne Wahrnehmungen oder Gedanken sein, die fokussiert werden (z. B. „es ist dunkel und kühl").

9.4 Erarbeitung eines alternativen Traumhergangs

In der Regel fällt es Patientinnen und Patienten zunächst schwer, Alternativen zu ihrem Alptraum zu finden. Sie haben meist über einen längeren Zeitraum hinweg gelernt, ihrem Alptraum hilflos gegenüber zu stehen und schaffen es in der Regel nicht, spontan einen alternativen Traumhergang zu entwickeln. Darum hat sich ein Vorgehen in Einzelschritten bewährt,

Arbeitsblatt 6: Veränderung meines Alptraums

Welche Elemente müssen raus?	Welche Elemente müssen bleiben?	Alternativen zum ursprünglichen Traum
– zunehmende Bedrohlichkeit der Umgebung – Haus bzw. Bedrohung, die davon ausgeht – aufsteigende Panik	– Waldweg – Fahrrad	

Abbildung 5: Ausgefülltes „Arbeitsblatt 6: Veränderung meines Alptraums" am Beispiel von Frau N.

was nachfolgend genauer beschrieben wird. Außerdem kann es entlastend wirken, wenn die Therapeutin bzw. der Therapeut darüber informiert, dass diese anfängliche „Blockade“ aus eben genanntem Grund völlig normal ist. Eine exemplarische Instruktion für diesen Abschnitt könnte folgendermaßen aussehen:

> Nachdem wir nun diejenigen Elemente gesammelt haben, die im neuen Traumskript auf keinen Fall oder eben gerade doch auftauchen sollen, geht es nun darum, die alternative Geschichte zu entwickeln. In der Regel fällt einem dazu spontan erstmal nichts ein. Das ist völlig normal, denn Sie haben ja über einen langen Zeitraum gelernt, dass Sie Ihrem Traum hilflos ausgeliefert sind – und jetzt sollen Sie ihn plötzlich verändern. Es gibt aber einen Trick, wie es doch gelingen kann, gute Ideen und schließlich ein neues „Drehbuch“ zu entwickeln: Wir machen erstmal einen Schritt zurück, denken gar nicht an den konkreten Traumhergang, sondern lassen unsere Fantasie spielen, welche Möglichkeiten es gäbe, die Punkte auf der Negativliste *grundsätzlich* zu lösen. Falls dort auf der linken Seite des Arbeitsblattes beispielsweise „Dunkelheit“ stünde, könnten wir alles aufschreiben, was gegen Dunkelheit hilft. Das machen wir Schritt für Schritt für alle Punkte und am Ende können Sie aus den verschiedenen Ideen auswählen, was am besten in Ihr neues Drehbuch passt.

Grundsätzlich gilt immer, dass die Patientinnen und Patienten möglichst eigenständige Veränderungsversuche machen sollen. Gelingt es ihnen nicht, eigenständige Ideen zu generieren, kann die Therapeutin bzw. der Therapeut unterstützen und Beispiele nennen (vgl. Kapitel 9.8). Dabei sollten nach Möglichkeit immer mehrere Beispiele aus unterschiedlichen Bereichen genannt werden. Außerdem sollte stets darauf hingewiesen werden, dass es individuell unterschiedlich ist, welche Traumelemente sich eignen und die Patientin bzw. der Patient letztendlich selbst entscheiden muss, welche Elemente sie/er sich vorstellen kann und ob sie am Ende in das neue Traumskript passen.

Tipp aus der Praxis

Die meisten Patientinnen und Patienten schaffen es nach einer kleinen Anlaufphase oft erstaunlich kreative Ideen zu entwickeln, auf die Sie nicht gekommen wären. Es sollte darauf geachtet werden, dass stets genug Raum für eigene Ideen der Patientinnen und Patienten bleibt. Vorschläge von therapeutischer Seite sind eher dafür da, den Brainstorming-Prozess in Gang zu setzen.

9.4.1 Alternative Traumelemente

Wenn die Patientin bzw. der Patient spontan keine Ideen hat, wie die gesamte Traumgeschichte modifiziert werden kann, was speziell bei komplexeren Träumen in der Regel der Fall ist, werden zunächst für die einzelnen negativen Traumelemente Alternativen gesucht.

Um die Generierung von möglichen Alternativen weiter zu erleichtern bzw. erst zu ermöglichen, kann die Therapeutin bzw. der Therapeut dazu ermuntern, zunächst einmal einen Schritt weg vom persönlichen Traum zu machen und zu überlegen, was man in der jeweiligen Situation im Allgemeinen ändern könnte. Eine mögliche Frage könnte sein, was man einer anderen Person empfehlen würde, was sie in der Situation tun würde oder was ganz grundsätzlich anders sein könnte, um den negativen Affekt abzumildern. Wenn man sich im Traum hilflos fühlt, könnte man beispielsweise Hilfe von einer eigentlich unbeteiligten, fremden Person bekommen, die zufällig vorbei kommt; man könnte um Hilfe rufen und gehört werden; es könnte jemand von sich aus unterwegs sein, der einem hilft; man könnte selbst eine Möglichkeit entwickeln, sich aus der prekären Lage zu bringen; die Situation könnte sich als ein Missverständnis herausstellen; etc. Eine solche Liste kann für jedes negative Element des Traums erstellt werden und kann in der dritten Spalte auf dem „Arbeitsblatt 6: Veränderung meines Alptraums“ (vgl. Abbildung 6) oder einem separaten Blatt notiert werden.

Im Anschluss wird die jeweilige Liste an Alternativen dahingehend geprüft, ob die Patientin bzw. der Patient grundsätzlich in der Lage ist, sie sich vorzustellen. Neben einer subjektiven Einschätzung können hierbei kurze Imaginationsübungen eingesetzt werden. Alle Ideen, die die Patientin bzw. der Patient sich nicht vorstellen kann, werden wieder von der Liste gestrichen.

Im nächsten Schritt werden die noch verbleibenden Ideen zur Modifikation dahingehend überprüft, ob sie grundsätzlich in die Traumgeschichte passen könnten. Befindet man sich beispielsweise in einer dunklen Höhle und das negative Element ist die Dunkelheit, ist es wenig passend, einfach einen Lichtschalter zu betätigen oder die Vorhänge aufzuziehen. Eine Grubenlampe zu besitzen oder einen Ausgang oder ein Loch zu finden, sodass Licht in die Höhle fällt, wären hingegen mit dem Ort des Traumgeschehens zu vereinbaren. Grundsätzlich sind auch zunächst abwegige Versionen erlaubt, z.B. ein Lichtschalter am dicksten Baum der Lichtung oder ein Fenster in der Höhle, das sich hinter Vorhängen verbirgt – diese un-

Arbeitsblatt 6: Veränderung meines Alptraums		
Welche Elemente müssen raus?	**Welche Elemente müssen bleiben?**	**Alternativen zum ursprünglichen Traum**
– zunehmende Bedrohlichkeit der Umgebung – Haus bzw. Bedrohung, die davon ausgeht – aufsteigende Panik	– Waldweg – Fahrrad	– Der Wald bleibt hell und freundlich, Vögel zwitschern – Ich brauche nicht beim Haus ankommen – Ich lasse mich von jemandem wegrufen (z. B. per Telefon) – ~~Ich kann das Fahrrad anhalten~~ – Ich werde durch einen Sturz etc. zum Anhalten gezwungen – Ich erreiche das Haus und gehe hinein – ~~Ich nehme jemanden mit~~

Abbildung 6: Ausgefülltes „Arbeitsblatt 6: Veränderung meines Alptraums" am Beispiel von Frau N.

realistischen Elemente müssen dann jedoch gut vorstellbar sein und für die betreffende Patientin bzw. den Patienten subjektiv gut in ihre/seine Traumgeschichte integrierbar sein.

9.4.2 Entwicklung einer vollständigen, alternativen Traumgeschichte

Bei der Entwicklung einer vollständigen, alternativen Traumgeschichte (Traumskript) geht es primär darum, aus der Liste an möglichen Ideen diejenigen auszuwählen, die am besten zusammen passen und eine zusammenhängende, in sich schlüssige Geschichte zu erstellen. Eine wichtige Frage ist dabei immer, wie viel negativer Affekt (a) sein muss, um die neue Traumgeschichte mit dem ursprünglichen Alptraum in Verbindung zu bringen (vgl. Kapitel 9.3) und (b) sein darf, damit die neue Traumgeschichte ohne stärkere negative Affekte vorstellbar ist. Manchmal muss die Patientin oder der Patient darauf hingewiesen werden, dass es nicht reicht, eine neutrale Geschichte zu entwickeln, und leichte negative Gefühle sowie eine zeitweise leichte Anspannung durchaus auftreten dürfen. Wie viel davon gut zu ertragen ist, liegt im Ermessen der Patientin bzw. des Patienten.

Das neue Traumskript kann ähnlich lang sein wie der ursprüngliche Alptraum, es kann aber auch sehr viel kürzer oder sehr viel länger werden. Ein kürzerer Traum entsteht in der Regel dann, wenn eine lange bedrohliche Episode zu einem frühen Zeitpunkt aufgelöst oder verhindert wird. Eine längere Traumversion kann beispielsweise dann entstehen, wenn der ursprüngliche Traum sehr wenig Handlung hatte, und für den neuen Traum praktisch eine neue Rahmenhandlung entwickelt werden musste (vgl. Beispieltraum in Kapitel 9.8.3). Die Länge des neuen Traumskripts ist nicht von Belang. Wichtig ist, dass die Patientin bzw. der Patient in der Lage ist, sich die Traumgeschichte gut vorzustellen. Dies wird dadurch erleichtert, dass die neue Traumgeschichte sehr detailliert beschrieben wird. Beim Aufschreiben sollte immer die erste Person Präsens verwendet werden, um eine möglichst lebhafte Geschichte zu gestalten. Die Verwendung von wörtlicher Rede und auch der wörtlichen Widergabe von Gedanken ist ebenfalls hilfreich.

Fallbeispiel: Frau N. (Fortsetzung)

Frau N. entscheidet sich, dass der Wald in ihrer Traumgeschichte in jedem Fall hell und freundlich sein müsse. Die Idee, im Haus anzukommen und hineinzugehen, scheint ihr zunächst im Sinne einer „Bewältigung" des Traumes am sinnvollsten. Eine erste kurze Imaginationsübung ruft jedoch so viel Angst hervor, dass diese Idee verworfen werden muss. Der Gedanke, dass sie jemand anrufen könnte, und sie darum umkehren könnte, erscheint ihr ebenso unwahrscheinlich, wie dass sie das Fahrrad ohne äußeren Anlass anhalten könnte.

Das neue Traumskript lautet wie folgt:

„Ich fahre durch den Wald. Einzelne Sonnenstrahlen scheinen durch die Äste. Ich höre einige

Vögel zwitschern. Der Weg, auf dem ich fahre, ist schmal und voller Moos. Während ich immer weiterfahre, kommt mir in den Sinn, dass ich eigentlich gar nicht zu dem Ort möchte, zu dem ich auf dem Weg bin. Ehe ich weiter darüber nachdenken kann, merke ich, wie mein Fahrrad einen Ruck bekommt und ich stürze um. Ich lande auf dem Waldboden, ‚autsch, was war das denn?', schießt mir durch den Kopf. Ich merke, wie mein Knöchel schmerzt, bin aber auch erleichtert, dass ich aufgehalten werde. Ich sehe mir mein Fahrrad an, ein Ast hat sich in den Speichen verfangen. Ich fummle ihn heraus, das geht gar nicht so einfach. Die Kette ist ebenfalls abgesprungen. So kann ich unmöglich weiterfahren, ich muss erstmal nach Hause, um das Fahrrad zu reparieren. Ich stehe auf und drehe energisch das Fahrrad um und schiebe es zurück in Richtung Waldrand. Je näher ich dem Rand des Waldes komme, desto heller und freundlicher wird es, ich kann die Vögel hören."

9.4.3 Erprobung des neuen Traumskripts

Besteht eine erste Version der neuen Traumgeschichte, die entweder die Patientin oder der Patient selbst oder die Therapeutin bzw. der Therapeut notiert hat, wird diese erprobt, sprich in einer Imaginationsübung daraufhin überprüft, ob die Patientin bzw. der Patient sie sich zum einen gut vorstellen kann und zum anderen, ob starke negative Gefühle auftreten.

Fällt es der Patientin bzw. dem Patienten schwer, sich die Szenen des neuen Traumes vorzustellen, wird zunächst überprüft, ob eine detailliertere Schilderung Abhilfe schaffen kann. Auch ist es gerade bei Patientinnen und Patienten mit weniger stark ausgeprägter Fantasie und Vorstellungskraft möglich, dass die Imagination erst beim zweiten oder dritten Versuch gelingt, sodass eine wiederholte Durchführung notwendig ist. Falls dies nicht zum gewünschten Erfolgt führt, muss erwogen werden, das Traumskript selbst noch einmal zu verändern. Das gleiche gilt, wenn die Szene nach wie vor einen starken negativen Affekt hervorruft. Da es eher die Regel als die Ausnahme ist, dass eine Geschichte nach der ersten Erprobung noch weiter verändert oder gar in ihrer ersten Fassung vollständig verworfen wird, sollte dies frühzeitig kommuniziert werden, sodass keine unnötige Frustration entsteht.

Ein Problem, das sich häufig nach einer ersten Erprobung ergibt, ist, dass die neue Traumgeschichte kein eigentliches Ende hat, sodass u. a. die Sorge auftreten könnte, dass die Stimmung im Traum nachträglich „kippt". So war es auch im Fallbeispiel aus dem vorangegangenen Abschnitt (vgl. Kapitel 9.4.2). Um hier Sicherheit zu schaffen, ist es in der Regel sinnvoll, die Patientin bzw. den Patienten aufzufordern, sich zu überlegen, wie der jeweilige Traum enden könnte bzw. sie/ihn bei der Konkretisierung des Traumendes zu unterstützen. Wie umfangreich das Ende des neuen Traums sein muss, kann individuell sehr unterschiedlich sein. Während es dem einen Patienten reicht, im letzten Satz zu formulieren, dass er am Ende wieder nach Hause geht, braucht beim anderen Extrem eine andere Patientin eine Fortsetzung der Handlung, die sich über mehrere Szenen ziehen und ggf. einen Zeitraum von mehreren Wochen widerspiegeln kann (vgl. Kapitel 11.3). Wenn ein umfangreiches Ende der Patientin oder dem Patienten die Sicherheit gibt, die sie bzw. er braucht, um sich den Traum in Ruhe vorstellen zu können, ist es völlig gerechtfertigt, sich hiermit länger zu beschäftigen. Vergleichbares gilt auch, wenn im Laufe des Traumes „Lücken" entstehen, Teile der Szene(n) also nicht neu gefüllt wurden und sich deshalb Elemente aus dem ursprünglichen Traum in die Erinnerung einschieben.

Eine erneute Erprobung in Form einer Imaginationsübung erfolgt dann, wenn die aufgetretenen Schwierigkeiten augenscheinlich behoben worden sind. Dieser Vorgang wird solange wiederholt, bis ein Traumskript entstanden ist, das die folgenden Kriterien erfüllt:

- Die Patientin bzw. der Patient kann sich die Traumgeschichte vollständig vorstellen.
- Der Traum ist in sich schlüssig und hat kein offenes Ende.
- Er erzeugt keinen starken negativen Affekt, der zum Erwachen führen könnten (leichte negative Affekte oder Anspannung sind möglich).
- Es besteht ein Zusammenhang zum ursprünglichen Alptraum, dieser ist aber nicht zu groß.

Fallbeispiel: Frau N. (Fortsetzung)

Auch im Fall von Frau N. wird ein ausführlicheres Traumende erarbeitet und ergänzt:

„... Ich nähere mich immer mehr meinem Zuhause und bin froh, es gleich geschafft zu haben. Ich überlege mir, was ich noch tun werde an diesem sonnigen Nachmittag, vielleicht beschäftige ich mich etwas mit meinen Ziervögeln. In den Wald fahre ich heute sicher nicht mehr."

9.5 Imagination des neuen Traums

Mit der Modifikation ist der größte Schritt im Rahmen des Therapieprogramms gemacht, mit ihr allein ist jedoch kein Therapieerfolg zu erwarten. Der Traum in seiner neuen Fassung muss nun im Rahmen von Imaginationsübungen regelmäßig geübt werden. Das geschieht zum einen in der therapeutischen Sitzung unter therapeutischer Anleitung, genauso wie die Vorstellungssequenz in der Imaginationsübung. Zum anderen soll sich die Patientin bzw. der Patient den neuen Traum in den nächsten Wochen nach Möglichkeit täglich vorstellen (vgl. Kapitel 9.7). Besonders günstig wären diese Vorstellungsübungen vor dem Zubettgehen, da das neue Traumskript dann eine besonders hohe Präsenz im Gedächtnis hat. Treten bei der Imagination Probleme auf, können diese in der nächsten Therapiesitzung (spätestens in der Abschlusssitzung) besprochen werden. Sind Änderungen am Traumskript nötig, die die Patientin bzw. der Patient eigenständig durchführen kann, sollte sie/er dies auf jeden Fall tun.

Es gibt verschiedene Möglichkeiten, diese Imaginationsübung durchzuführen. Speziell bei kurzen Traumgeschichten können sich die Patientinnen und Patienten den Inhalt oft nach kurzer Zeit merken und gehen die Geschichte praktisch im Kopf durch. Gelingt dies nicht oder ist die Geschichte länger, ist es möglich, eine Audio-Aufnahme zu erstellen oder sich das Traumskript von einem Angehörigen vorlesen zu lassen. Wenn dies alles nicht möglich ist, kann der Text abschnittsweise gelesen und die jeweilige Textstelle anschließend imaginiert werden.

9.6 Reflexion des Vorgehens

Nachdem der erste Alptraum erfolgreich modifiziert wurde, soll die Patientin bzw. der Patient nun lernen, wie genau die einzelnen Schritte der Alptraummodifikation aussehen und was jeweils beachtet werden muss. Dazu wird rückblickend die durchgeführte Traummodifikation reflektiert und daraus abgeleitet, wie man grundsätzlich vorgehen sollte. Auch wenn die betreffende Patientin bzw. der Patient schon zu Beginn der Alptraummodifikation spontan eine neue Traumfassung generieren konnte, sollte an dieser Stelle erläutert werden, wie das Vorgehen ist, wenn dies einmal nicht ohne weiteres gelingt.

Da das Vorgehen in mehreren Teilschritten nicht immer auf Anhieb nachvollzogen werden kann, ist es ratsam, die Schilderungen und Erklärungen visuell zu unterstützen. Dazu kann wahlweise eine Tafel oder ein Flipchart verwendet werden oder das „Arbeitsblatt 7: Leitfaden zur Veränderung von Alpträumen" (vgl. Anhang und Online-Materialien sowie Abbildung 7) ausgehändigt werden, auf dem ein entsprechendes Flussdiagramm zu sehen ist. Die Therapeutin bzw. der Therapeut sollte das Verfahren unter Bezugnahme auf die bisherigen Erfahrungen der Patientin bzw. des Patienten im Rahmen der Alptraumtherapie erläutern und ggf. weitere Beispiele nennen. An dieser Stelle sollte auch Raum für die Frage sein, welche Schritte der Patientin oder dem Patienten leichtfallen und wo es am ehesten Schwierigkeiten geben könnte. Diese Schritte werden dann besonders ausführlich besprochen. Der Leitfaden, der am Ende der Sitzung übergeben wird, beinhaltet neben dem Flussdiagramm einen erklärenden Text zum Nachlesen und als Anleitung für zu Hause (vgl. S. 2 und 3 im Arbeitsblatt 7 auf S. 84).

9.7 Hausaufgaben

Die Alptraummodifikation erstreckt sich in der Regel über insgesamt vier Therapiesitzungen. Der zeitliche Umfang der Behandlung ebenso wie die Möglichkeiten, Patientinnen und Patienten eigenständig im Rahmen von Hausaufgaben einzelne Arbeitsschritte oder ganze Alptraummodifikationen zu übertragen, steht und fällt oft mit dem Vorhandensein und der Schwere komorbider Störungen. Gerade schwer depressive Patientinnen und Patienten fühlen sich mit der eigenständigen Bearbeitung zunächst überfordert und geraten schnell in ein Hilflosigkeitserleben, in einem solchen Fall sollte behutsam mit Art und Umfang der alptraumbezogenen Hausaufgaben vorgegangen werden.

Zu Beginn, also während der Modifikation des ersten Traumes, sollen zunächst kleinere Arbeitsschritte selbstständig im Rahmen von Hausaufgaben erfolgen. Das kann zum Beispiel bedeuten, dass eine neue Traumgeschichte, die in der Therapiesitzung vollständig besprochen wurde, schriftlich abgefasst wird, oder dass Möglichkeiten für ein Traumende erwogen werden sollen. Nach Abschluss der ersten und nach jeder weiteren Modifikation soll der neue Traum regelmäßig, nach Möglichkeit täglich, für einen Zeitraum von mindestens vier Wochen imaginiert werden. Diese Imagination sollte im Idealfall abends vor dem Zubettgehen stattfinden (vgl. Kapitel 9.4.3).

Wird ein zweiter Traum während der Therapie modifiziert, sollen größere Anteile selbstständig erfolgen. Das heißt beispielsweise, dass in der Therapiesitzung ein Alptraum rekonstruiert und negative sowie charakteristische Elemente besprochen wurden. Die

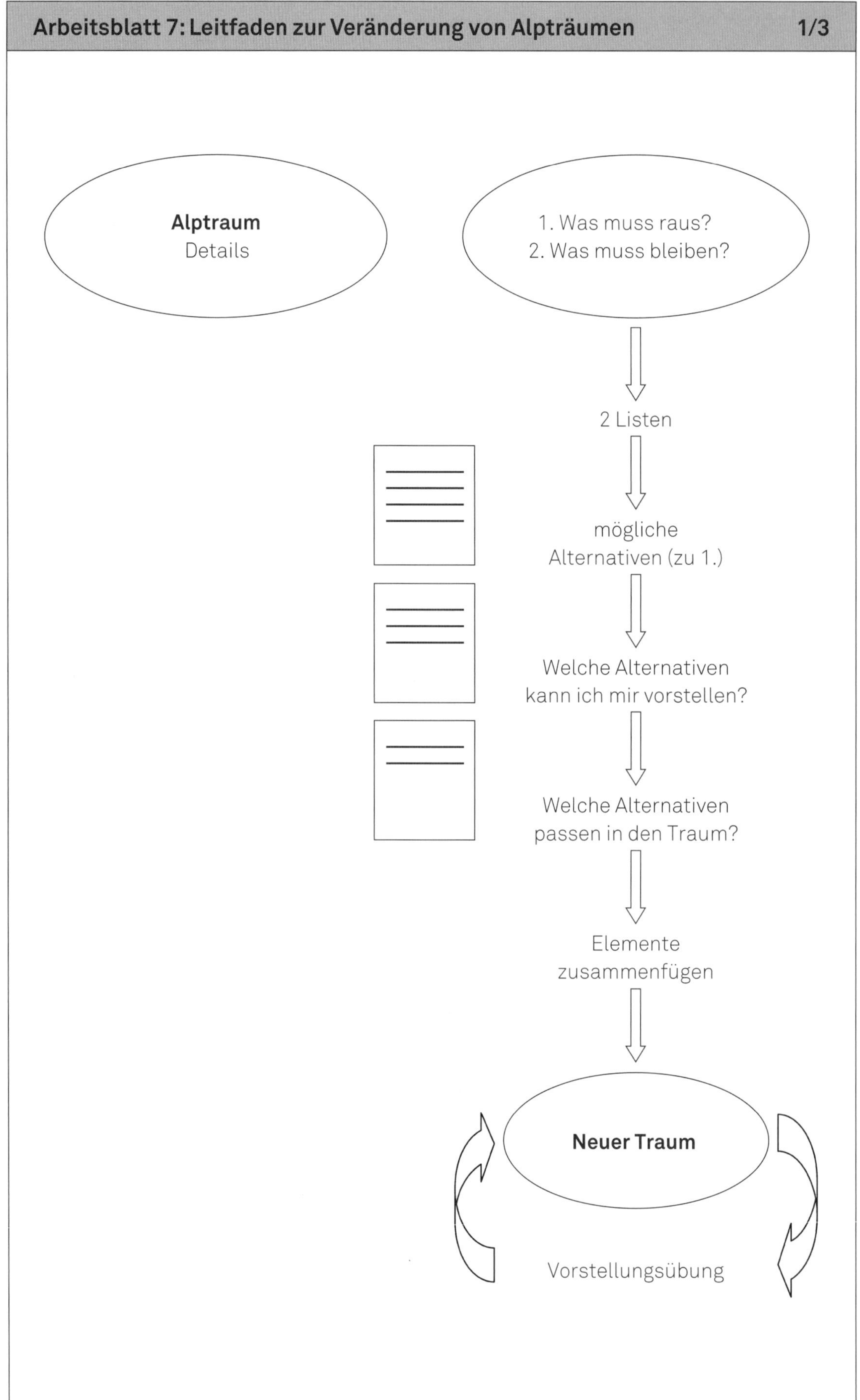

Abbildung 7: Seite 1 von Arbeitsblatt 7: Leitfaden zur Veränderung von Alpträumen

Patientin bzw. der Patient erarbeitet dann zu Hause mögliche Alternativen.

Bei vielen verschiedenen Alpträumen kann zusätzlich eine komplette Modifikation zwischen der vorletzten und letzten Sitzung durchgeführt werden, um zu überprüfen, ob die Technik wirklich vollständig erlernt wurde und angewandt werden kann. Das Gleiche gilt auch, wenn nach der vorletzten Therapiesitzung ein neuer Alptraum aufgetreten ist.

Wenn es in bestimmten Bereichen besondere Schwierigkeiten gibt, beispielsweise der Einstieg in die Modifikation schwerfällt, weil der Patientin oder dem Patienten keine möglichen Alternativen einfallen, das weitere Vorgehen nach diesem Schritt jedoch leicht fällt, können auch einzelne Arbeitsschritte isoliert geübt werden. Ein Patient oder eine Patientin mit vielen verschiedenen Alpträumen könnte so für drei Träume, die ihn oder sie wenig belasten, jeweils nur eine oder zwei Alternativen erarbeiten.

In jedem Fall sollte jede Hausaufgabe in der nachfolgenden Sitzung nachbesprochen und mögliche Schwierigkeiten, die während der Hausaufgaben aufgetreten sind, thematisiert werden.

9.8 Beispielträume

Um einen Einblick zu geben, wie mögliche Traumalternativen aussehen könnten, finden sich nachfolgend einige Fallbeispiele für Traummodifikationen. Verwiesen wird auch auf Thünker und Pietrowsky (2009). Dieser Abschnitt soll zum einen den Therapeutinnen und Therapeuten ermöglichen, eine konkretere Vorstellung davon zu gewinnen, wie eine Alptraummodifikation in der Praxis aussehen kann, zum anderen können die hier aufgezeigten Beispiele auch genutzt werden, um Patientinnen und Patienten zu verdeutlichen, was es für Möglichkeiten zur Veränderung der Träume gibt. Dabei sollte darauf geachtet werden, dass immer mehrere Beispiele zur Auswahl genannt werden und dass deutlich gemacht wird, dass es darauf ankommt, eigene Ideen zu generieren.

9.8.1 Der Verfolgungstraum

Frau M. litt unter einem sehr klassischen Alptraum, die Rahmenhandlung war immer etwas unterschiedlich, jedoch ging es jedes Mal um Verfolgung durch einen unbekannten Mann. Folgende Version des Traums war ihr am besten im Gedächtnis geblieben:

Fallbeispiel: Frau M. (Verfolgungstraum)

Ich war einkaufen im großen Einkaufszentrum. Mein Wagen steht im Parkhaus. Als ich das Parkhaus betrete, ist es düster, draußen ist bereits die Dämmerung angebrochen. Ich beeile mich, schnell zu meinem Auto zu kommen. Im Treppenhaus des Parkhauses höre ich Schritte hinter mir. Zunächst denke ich mir nichts dabei, aber als ich auf das Parkdeck trete und die Schritte immer noch hinter mir höre, werde ich etwas schneller. Die Schritte hinter mir beschleunigen sich ebenfalls. Mir wird mulmig. So schnell ich kann, gehe ich zu meinem Auto, ich habe das Gefühl, er ist mir dicht auf den Fersen. Ich bekomme Angst und beginne zu rennen. Voller Panik versuche ich mein Auto zu erreichen. Mein Herz schlägt mir bis zum Hals. Schweißgebadet wache ich auf.

Nachdem Frau M. erklärt bekommen hat, worum es bei der Alptraummodifikation gehen soll, entwickelte sie spontan folgenden alternativen Traumhergang:

Fallbeispiel: Frau M. (Verfolgungstraum – Alptraummodifikation; Traumskript, erste Version)

Ich war einkaufen im großen Einkaufszentrum. Mein Wagen steht im Parkhaus. Es wird schon dunkel draußen, und ich beeile mich, zum Auto zu kommen. Ich denke darüber nach, dass ich mich heute Abend mit meinen Freundinnen treffen möchte, um ihnen meine neuen Klamotten zu präsentieren, das wird bestimmt viel Spaß machen. Jetzt aber erstmal ab zum Auto. Im Treppenhaus höre ich jemanden hinter mir. Auch als ich auf das Parkdeck trete, sind die Schritte noch da. „Was der wohl von mir will", denke ich bei mir, „man hört ja so vieles". Ich gehe etwas schneller, die Schritte beschleunigen sich ebenfalls. Noch haben wir ein gutes Stück Abstand. Ich drehe mich um, und will sehen, wer mich da verfolgt. Da sehe ich aus dem Augenwinkel, wie eine große Limousine ausparkt, irgendeine asiatische Marke, die Farbe kann ich nicht genau erkennen, aber sie ist dunkel. Die Limousine erfasst meinen Verfolger an der Hüfte. Ich gehe noch einige Schritte weiter. Dann bleibe ich stehen und drehe mich um. Ich sehe meinen Verfolger auf dem Boden liegen, er liegt auf der Seite, ein Bein ist angewinkelt, so ähnlich, als wäre er in der stabilen Seitenlage gelandet. Mir kann nun nichts mehr passieren.

Zunächst war sich Frau M. sicher, dass sie mit diesem neuen Traum die „Lösung“ gefunden habe. Die grundlegenden Regeln wie das Verwenden der ersten Person Präsens und die Nutzung von wörtlicher Rede auch bei Gedankengängen wurden von ihr berücksichtigt. Als der Traum in der Imagination erprobt wurde, stellte sie jedoch fest, dass sie sich das Traumgeschehen zwar sehr plastisch vorstellen könne, sie jedoch große Anspannung und Angst empfunden habe. Dieses Gefühl der Angst habe sich auch dann nicht gelegt, als der Angreifer ihr nicht mehr folgen konnte, er könnte ja beispielsweise wieder aufstehen. Da sie sich nicht vorstellen konnte, den Traum entsprechend zu „entschärfen“, wurde dieser alternative Traumhergang komplett verworfen.

Da ziemlich schnell klar war, dass die Verfolgung selbst als angstauslösendes Moment aus dem Traum gestrichen oder zumindest entschärft werden müsste, die Umgebung und auch die andere Person jedoch erhalten bleiben sollten, wurden neue Ideen gesammelt. Dabei wurden folgende Alternativen in Betracht gezogen:

- Sie betritt das Parkhaus nicht alleine, sondern mit einem Freund o.Ä., der ihr Sicherheit gibt und im Zweifel helfen kann.
- Eine fremde Person kommt ihr zur Hilfe.
- Der vermeintliche Verfolger entpuppt sich als harmlose Person, vielleicht ein alter Bekannter oder jemand, der ihr etwas hinterher bringen will, das sie liegen gelassen hat.
- Der Verfolger wird von jemandem aufgehalten.
- Sie kann sich gegen die Person zur Wehr setzen und so dafür sorgen, dass er sie in Ruhe lässt.
- Außerdem könnte es im Parkhaus deutlich heller und übersichtlicher sein, um die bedrohliche Stimmung im Traum abzuschwächen.

Frau M. fiel es schwer, sich vorzustellen, dass ihr unmittelbar jemand helfe. Auch einen offenen Konflikt, z.B. indem sie den Verfolger ansprechen oder anschreien würde, konnte sie sich nicht vorstellen. Sie entschied sich letztendlich dafür, dass der Verfolger aufgehalten werden würde. Dazu nutzte sie eine Erinnerung, so wie der Verfolger aufgehalten werden sollte, war es ihr auch schon mehrfach passiert, sie habe eine solche Situation als eher unangenehm und „unentrinnbar“ erlebt – so sollte es nun ihrem Verfolger ergehen. Letztendlich sah die fertige Traumgeschichte folgendermaßen aus:

Fallbeispiel: Frau M. (Verfolgungstraum – Alptraummodifikation; finales Traumskript)

[...] Der Mann beginnt ebenfalls seine Schritte zu verlängern und als ich mich umdrehe, weiß ich, dass er mich verfolgt. Ich habe Angst. Da öffnet sich die Tür des Parkhaustreppenhauses und ein zweiter Mann betritt das Parkdeck. Er ist leger gekleidet, trägt Jeans, eine Lederjacke und einen Schal. Er ruft meinem Verfolger hinterher: „Hey! Warte mal! Wir haben uns ja lange nicht mehr gesehen. Was treibst du hier?“ Der Verfolger bleibt stehen und dreht sich zu dem Mann um. Er wird sofort mit einem Handschlag begrüßt und kann sich aus der Unterhaltung nicht losreißen. So habe ich Zeit, schnell zu meinem Auto zu gehen und das Parkhaus zu verlassen. Draußen ist es hell und geschäftig, es sind viele Autos und Menschen unterwegs. Ich fühle mich nicht mehr beängstigt.

9.8.2 Der bizarre Traum

Herr Z. hat nach einem Arbeitsunfall mehrere Wochen auf der Intensivstation zugebracht. In dieser Zeit haben sich Alpträume manifestiert, deren Inhalte sehr bizarr sind und den Patienten selbst stark verunsichern. Rund ein halbes Jahr nach dem Krankenhausaufenthalt kommt er in die Alptraumtherapie und berichtet unter anderem folgenden Traum:

Fallbeispiel: Herr Z. (Bizarrer Traum)

Der Traum war wie die Apokalypse. Teilweise war ich selbst im Traum involviert, also die Hauptperson, aber ich habe mich auch von außen beobachtet. Ich stehe auf einer großen Treppe oder so etwas Ähnlichem, kann mich aber nicht bewegen. Es ist sehr kalt. Zu meiner linken Seite sind irgendwelche Wesen, ich kann eigentlich immer nur die Schatten von ihnen sehen, sie machen mir Angst. Im Hintergrund war immer ein Brummen oder ein monotones Rattern zu hören, wie das Rotorengeräusch von einem Hubschrauber, das macht einen ganz wahnsinnig. In dem Raum, in dem ich bin, sind auch einige andere Wesen, ich kann sie nicht genau beschreiben, aber sie sind einfach nur perfekt. Über ihnen leuchtet ein heller Sternenhimmel. Ich bekomme den Wunsch mit ihnen zu gehen, aber irgendwie weiß ich auch, dass das nicht gut ist. Ich spüre, dass der Tod mir droht. Irgendwann wache ich schweißgebadet auf, manchmal habe ich dann auch das Bett verrückt oder bin aus dem Bett gefallen.

Herr Z. selbst interpretierte den Traum in einer Weise, die seinen Entscheidungskampf darüber, ob er sich dem drohenden Tod hingibt oder dagegen ankämpft, widerspiegelt. Da er nicht nur unter Alpträumen, sondern auch unter einer depressiven Episode litt, war dieses Thema auch im aktuellen Alltag des Patienten präsent. Er hatte phasenweise auch in der Realität die Befürchtung, vor den bedrohlichen Schatten, die für ihn Schmerzen und Bedrohung verkörperten, fliehen zu wollen, und sich der scheinbaren Perfektion des Todes hinzugeben. Rational war ihm klar, dass dies nicht der Realität entspricht, es hatte dennoch eine Auswirkung auf die Modifikation des Alptraums. Denn die Möglichkeit, einfach zu den perfekten Wesen zu gehen und sich von den dunklen Schatten abzugrenzen, kam für ihn nicht in Frage, da er das Leben mit seinen dunklen Seiten nicht gänzlich ablehnen wollte.

Folgende Aspekte sollten in der neuen Traumfassung nicht mehr vorkommen:
- Bewegungsunfähigkeit,
- Bedrohung durch die dunklen Wesen,
- Kälte,
- Lärm.

Erhalten bleiben sollten:
- Sternenhimmel,
- Wesen.

Folgende alternative Möglichkeiten fielen Herrn Z. ein:
- Die dunklen Wesen besiegen, möglicherweise auch mit Unterstützung.
- Vor den dunklen Wesen fliehen können.
- Die dunkle Seite des Seins akzeptieren zu können bzw. zu integrieren.
- Zu den perfekten Wesen gehen (wollte er aber nicht, aus Sorge, dies käme einem Freitod in der Realität gleich).

Herr Z., der sich auch im Alltag einer eher metaphorischen Sprache bediente, entschied sich dafür, dass er die dunkle, Schmerz verkörpernde Seite annehmen müsste und wollte, und entwickelte folgenden neuen Traumhergang:

Fallbeispiel: Herr Z. (Bizarrer Traum – modifizierter Traum)

Ich bin in dieser Szene aus meinem Traum. Ich gehe die große Treppe herauf und zu meiner Linken bemerke ich das Wesen, das mich die ganze Zeit begleitet. Ich sehe es nur als Schatten aus dem Augenwinkel, und wenn ich den Kopf nach links drehe, dreht es sich mit, sodass ich es nicht genau sehen kann. Dieses Wesen verkörpert den Schmerz in meiner linken, verletzten Körperhälfte.

Ich realisiere, dass das Wesen zu mir gehört, und es mich nicht weiterbringt, wenn ich dagegen ankämpfe. Ich weiß, dass dieses Wesen ein Teil von mir ist, und ich denke bei mir: „Dann soll es so sein, wie es ist." Ich akzeptiere das Wesen, ich akzeptiere, dass der Schmerz und die Verletzung zu mir gehören und der Schatten verschwindet aus meinem Gesichtsfeld. Ich spüre, wie mit dem Verschwinden des Schattens aus meinem Blickwinkel auch die Bedrohung nachlässt. Ich konnte akzeptieren, dass diese linke, verletzte Seite ebenfalls zu mir gehört und merke, wie der Schmerz und die Anspannung nachlassen.

9.8.3 Der Traum „ohne Handlung"

Frau C. berichtet, sie wache in ihrem Alptraum auf und befinde sich an einem dunklen Ort. Sie könne nichts sehen und wisse nicht, wo sie sei, nur dass sie starke Angst empfinde. Auf Nachfrage erinnert sie sich, dass der Ort ziemlich kalt und feucht gewesen sei.

Frau C. war die Technik der Alptraummodifikation bereits bekannt, sie äußerte die Sorge, nichts verändern zu können, weil der Traum keine eigentliche Handlung hätte. Es wurde vereinbart, zunächst nach dem üblichen Verfahren jene Elemente zu ermitteln, die im neuen Traum nicht mehr auftreten sollen sowie solche, die bleiben könnten. Zu ihrer eigenen Überraschung konnte sie folgende Elemente ermitteln:

Folgende Aspekte sollten in der neuen Traumfassung nicht mehr vorkommen:
- Kälte,
- Dunkelheit,
- Angst,
- Gefühl des Alleinseins/Hilflosigkeit.

Erhalten bleiben sollten:
- Aufwachen an einem unbekannten Ort.
- (Zunächst) nicht wissen, wo man ist.

Nachdem die Therapeutin erläutert hatte, dass man bei der Traummodifikation nicht nur Dinge ersetzen, sondern auch hinzufügen könne, hatte die Patientin spontan die Idee, sie könne sich in einer Höhle befinden, das erschien ihr schlüssig, da es dunkel und kalt war. Folgende Aspekte waren ihr für den neuen Traum wichtig:
- Etwas sehen können/Orientierung finden.
- Nicht alleine sein.
- Kompetente Hilfe bekommen (z. B. Höhlenführer).
- Den dunklen, kalten Ort verlassen können.

Diese zunächst noch etwas abstrakten Ideen wurden stückweise mit Inhalt bzw. Details gefüllt, sodass schließlich folgendes Traumskript entstand:

Fallbeispiel: Frau C. (Traum „ohne Handlung" – modifizierter Traum)

In meinem Traum wache ich auf. Es ist stockdunkel und ich kann nichts sehen. Ich erschauere und für einen Augenblick weiß ich nicht, wo ich bin. Dann fällt es mir wieder ein: Ich bin zusammen mit meinem Partner und ein paar Freunden auf einer Höhlenexpedition. Irgendwo muss doch meine Lampe liegen. Ich taste nach der Helmlampe und schalte sie ein. Schlaftrunken setze ich mich auf und sehe, wie auch die anderen gerade erwachen. Wir stehen auf und packen unsere Sachen zusammen. Jetzt, wo alle ihre Lampen aufhaben, ist es gar nicht mehr so dunkel und ich kann die Umrisse der Höhle gut erkennen. Ich sehe auch unseren Führer, ein erfahrener Höhlenforscher, nun habe ich auch keine Angst mehr, dass wir uns verlaufen könnten. Wir brechen auf und die Stimmung ist gut. Nach einiger Zeit können wir bereits Sonnenlicht von draußen erkennen, bald sind wir wieder draußen und können eine Rast einlegen.

9.8.4 Der Täter-Traum

Frau L. litt vor allem unter verschiedenen Verfolgungsträumen. Ein Traum belastete sie jedoch ganz besonders, und dabei handelte es sich um einen bizarren Traum, in dem sie selbst zur Täterin wurde. Sie berichtete zunächst:

Fallbeispiel: Frau L. (Täter-Traum)

Ich bin durch eine große Villa mit vielen Treppen gelaufen. Dabei hatte ich eine Axt in der Hand und habe Kinder, aber auch einen Mann getötet. Es war sozusagen eine Jagd durch das Haus. Ich ging die Treppe rauf und habe unten den von mir zerteilten Mann gesehen, der mich mit seinen toten Augen anstarrte. Ich konnte auch das Blut der Kinder, die ich getötet hatte, sehen. Die Kinder sind wieder aufgestanden.

Auf Nachfrage hin berichtete sie weiter, dass sie im Traum die ganze Zeit gedacht hatte, sie hätte alle töten müssen. Im Verlauf wandelte sich dieser Gedanke dann in die Idee, alle töten zu müssen, um nicht selbst getötet zu werden. Frau L. äußerte, sie hätte zwischendurch selbst oft nicht gewusst, ob sie die Jägerin oder die Gejagte war. Das spiegelte sich auch in ihren Emotionen während des Traums wider, die sie als umschlagend von Wut in Spaß an der Brutalität bis hin zu Angst und dem Gefühl, bedroht zu werden, beschrieb.

Frau L. war durch den Traum sehr belastet und verstört, da sie die Geschehnisse im Traum nicht mit ihrer Persönlichkeit und ihren Wünschen und Neigungen im Alltag in Zusammenhang bringen konnte. Sie war entlastet durch eine erneute Psychoedukation, die sie auf die häufig fehlende Sinnhaftigkeit von Träumen sowie die Unfähigkeit von Träumen, Dinge voraus zu sagen („werde ich so etwas tun?"), aufmerksam machte, als auch durch die Erkenntnis, offenbar im Traum aus einer eigenen Bedrohungslage heraus zu handeln. Die Alptraumrekonstruktion erfolgte hier in der Vergangenheitsform, weil die Patientin sich so leichter von ihrem Handeln während des Traums distanzieren konnte.

Die neue Fassung des Traumes, die die Patientin zwischen der letzten und vorletzten Sitzung selbst erarbeitete, lautete folgendermaßen:

Fallbeispiel: Frau L. (Täter-Traum – modifizierter Traum)

Ich befinde mich in einem großen Haus. In dem Haus ist es dunkel und ich stehe vor einer großen Treppe, die sich vor einem großen Raum befindet. Ich bin von Zombie-Kindern umgeben und genau vor mir steht ein Zombie-Junge. Er macht mir Angst, da ich befürchte, er könnte mich angreifen. Er steht einfach nur da und die anderen Kinder beobachten alles. Nach einer Weile frage ich: „Was wollt ihr? Kann ich euch helfen?" Der Junge schaut mich ungläubig an und dann setzt er sich auf den Boden und beginnt zu weinen. Mittlerweile weicht meine Angst dem Mitleid, aber ich bleibe trotzdem vorsichtig. In meiner Tasche finde ich die kleine Figur an meinem Schlüsselanhänger und ich reiche sie vorsichtig dem kleinen Jungen. Der schaut auf und bleibt ebenfalls zurückhaltend. Ich reiche ihm die Figur und er nimmt sie, während ich vorsichtig seine Schulter anfasse. Ganz verwundert schaut der Junge mich an und fasst mich dann an der Hand und führt mich durch die anderen Kinder vor ein großes Fenster, das mit einem Vorhang verschlossen ist. Der Junge zeigt auf den Vorhang und ich verstehe, dass ich ihn öffnen soll. Ich öffne ihn und Sonnenlicht fällt in den dunklen Raum. Das Fenster ist gleichzeitig eine Tür, die zu einem großen Garten führt. Das Licht lässt die Kinder allmählich wieder zu normalen Kindern werden. Ich öffne die Tür und die Kinder laufen in den Garten. Der Junge sieht mich dankbar an und läuft dann auch nach draußen.

Kapitel 10
Abschlusssitzung

Ziele

- Überprüfung der erfolgreichen Anwendung der erlernten Techniken
- Ggf. Wiederholung zur Festigung von einzelnen Techniken
- Klärung offener Fragen
- Rückmeldung und Therapieabschluss

Die Abschlusssitzung dient dazu, die Ergebnisse der Alptraumtherapie im Verlauf zu stabilisieren. Aus diesem Grund sollte diese letzte Therapiesitzung mit einem Abstand von mindestens zwei, besser drei Wochen zu der vorangegangenen Therapiesitzung erfolgen. Falls die Alptraumbewältigung im Rahmen einer längerfristigen Therapie stattfindet, kann diese in den dazwischen liegenden Wochen problemlos weitergeführt werden, auch kann bei Bedarf später noch einmal Bezug auf die alptraumspezifische Behandlung genommen werden.

Die zentralen Fragen im Rahmen dieser Sitzung beziehen sich auf die Erfahrungen mit der Alptraummodifikation während der „Therapiepause" und natürlich die erreichte Symptomveränderung, also die Alptraumfrequenz sowie den Grad der Belastung, der von der Alptraumsymptomatik ausgeht, im Verhältnis zum Therapiebeginn. Ist die Therapie erfolgreich verlaufen, so sollten sich die Patientinnen und Patienten die erarbeiteten alternativen Traumfassungen weiterhin regelmäßig (z. B. einmal pro Woche über mehrere Wochen) im Rahmen einer Imaginationsübung vorstellen. Dies erhält die Übung, hält die neue Traumfassung im Gedächtnis präsent und erleichtert die Anwendung für den Fall, dass erneut Alpträume auftreten sollten.

Wenn Schwierigkeiten berichtet werden, ist es wichtig, zu eruieren, woher diese rühren. Wenn die Probleme durch eine unzureichende Anwendung der erlernten Therapietechniken zustande kommen, gilt es diese Techniken erneut zu erläutern und zu vertiefen.

Ist die Frequenz der Alpträume nicht zurückgegangen, obwohl eine oder mehrere modifizierte Traumfassungen regelmäßig imaginiert wurden, ist zu differenzieren, ob es sich um modifizierte oder bisher unbearbeitete Alpträume handelt. Treten modifizierte Träume weiterhin in ihrer ursprünglichen Version und Häufigkeit auf, so muss die Modifikation überdacht und ggf. verändert werden. Es könnte beispielsweise sein, dass die Modifikation entweder nicht umfassend genug war oder aber die neue Traumfassung zu weit entfernt war vom ursprünglichen Alptraum und eine kognitive Verknüpfung somit unmöglich gemacht wurde. Handelt es sich bei dem oder den weiterhin auftretenden Alpträumen um bisher unbearbeitete Alpträume, so bleibt zu empfehlen, diese Träume ebenfalls zu modifizieren. Wenn sehr viele Alpträume bestehen, lassen diese sich thematisch ordnen (vgl. Kapitel 9.1). Es wird davon ausgegangen, dass ein Modifikationsversuch bei ähnlichen Alpträumen (z. B. verlassen werden durch die Mutter oder den Freund, Verfolgung zu Fuß im Parkhaus oder mit dem Fahrrad nachts im Park) generalisieren, weil die Lösung eine ähnliche sein kann.

Im Rahmen der Abschlusssitzung sollten neben der gemeinsamen kritischen Reflexion des Therapieverfahrens und des damit erlangten Erfolgs gegebenenfalls auch weitere erforderliche Therapieschritte besprochen werden (z. B. Trauma-Therapie). Dies gilt insbesondere dann, wenn die Patientin bzw. der Patient sich ursprünglich primär wegen der Alptraumsymptomatik gemeldet hat und sich im Verlauf herauskristallisierte, dass weitere komorbide Störungen vorliegen.

Kapitel 11

Besonderheiten bei der Behandlung traumatisierter Patientinnen und Patienten

Nach traumatischen Erlebnissen treten besonders häufig Alpträume auf, manchmal als einzelnes Symptom, manchmal im Rahmen einer posttraumatischen Belastungsstörung (PTBS). Gerade wenn das Vollbild einer PTBS vorliegt, also neben den Alpträumen beispielsweise auch Intrusionen bzw. Flashbacks auftreten, muss das Vorgehen in der Behandlung angepasst werden. Behandelt werden sollten die Alpträume in beiden Fällen sobald von ihnen Leidensdruck ausgeht – was in der Regel der Fall ist.

Zum einen macht es die Gesamtproblematik von traumatisierten Patientinnen und Patienten erforderlich, dass das Vorgehen angepasst wird – so sind diese in der Regel insgesamt stärker psychisch belastet als Menschen, die lediglich unter idiopathischen Alpträumen leiden, selbst wenn diese andere komorbide Störungen aufweisen. Auch die posttraumatischen Alpträume selbst unterscheiden sich bezüglich qualitativer und quantitativer Merkmale. Traumatisierte Menschen träumen in der Regel häufiger und erleben ihre Alpträume als belastender (vgl. Kapitel 1.5.4). Auch handelt es sich meistens um wiederkehrende Alpträume, die sich auf das erlebte Trauma beziehen. In der Regel gibt es allenfalls bei komplex traumatisierten Menschen verschiedene posttraumatische Träume, in manchen Fällen treten zusätzlich idiopathische Alpträume auf. Da die emotionale Relevanz eines posttraumatischen Alptraums sehr hoch ist und es sich per definitionem um ein real erlebtes Ereignis handelt, ist die Erinnerung an den Traum besonders gut. Das bedeutet, dass das Sprechen über den Alptraum auch besonders belastend ist und deshalb bei dieser Gruppe nur eingeschränkt durchgeführt wird.

Grundsätzlich gilt, dass diejenigen therapeutischen Verhaltensregeln, die allgemein im Umgang mit traumatisierten Menschen gelten, auch im Rahmen der Behandlung von Alpträumen Anwendung finden sollten. In diesem Kapitel werden deshalb Aspekte der therapeutischen Beziehung und allgemeine stabilisierende Maßnahmen allenfalls exemplarisch gestreift. Beschrieben werden vor allem konkrete Adaptationen des in den Kapiteln 6 bis 9 beschriebenen Vorgehens für diese Zielgruppe. Da die Alptraumrekonstruktion ein häufig sehr angstbesetzter Therapiebaustein ist, während im Rahmen der Imagination stabilisierende Techniken eingeführt bzw. vertieft werden können, wird empfohlen, bei traumatisierten Patientinnen und Patienten die Reihenfolge entsprechend anzupassen und sie erst im Anschluss an die Entspannungs- und Imaginationseinheiten durchzuführen. Entsprechend sind die Anpassungen für diese Bausteine hier in zeitlich umgekehrter Reihenfolge beschrieben.

11.1 Entspannung und Imagination

Entspannungsübungen stellen für traumatisierte Patientinnen und Patienten häufig eine besondere Herausforderung dar. Sowohl das Gefühl, sich mit geschlossenen Augen jemandem „auszuliefern" oder auch nur einen Teil der Kontrolle über die Situation abzugeben, als auch die Angst, dass das zur Ruhe kommen Raum für negative Gedanken und Intrusionen schafft, sind angstbesetzt. Außerdem haben viele traumatisierte Menschen das Gefühl, gar nicht richtig entspannen zu können und somit eine niedrige Erfolgserwartung.

Um überhöhten Erwartungen zu begegnen, sollte im Rahmen der Einführung darauf eingegangen werden, dass es sich bei dem Entspannungstraining im Rahmen der Alptraumtherapie zwar um einen Therapiebaustein handelt, der als Basis der Imagination elementarer Bestandteil der geplanten Behandlung ist und deshalb nicht einfach weggelassen werden kann. Andererseits das Ziel aber auch nicht ist, eine perfekte Tiefenentspannung zu erreichen, sondern dass ein gewisses Einlassen auf die Übungen in der Regel einen ausreichenden Effekt verspricht.

Um den Gefühlen von Hilflosigkeit und Kontrollverlust vorzubeugen, ist es häufig ebenso effektiv wie ausreichend, wenn die Patientinnen und Patienten die Augen während der Übungen zunächst oder auch dauerhaft geöffnet lassen und stattdessen einen Punkt im Raum fixieren. Auch das kann manchmal schon etwas unangenehm sein, weil das gesehene Bild unscharf wird. Hier hilft es, einmal kurz zu blinzeln. Es sollte erklärt werden, dass das Umherschauen im Raum während der Entspannungs- und Imaginationsübungen aufgrund der Ablenkung durch verschiedene visuelle Reize ungünstig ist. In der Regel wählen traumatisierte Patientinnen und Patienten eine sitzende Körperhaltung, hier sollte besonders darauf geachtet werden, dass sie bequem sitzen und sich (im Therapieraum wie beim Üben zu Hause) sicher fühlen.

Reichen die beschriebenen Maßnahmen nicht aus, um Unsicherheiten und ggf. auch dissoziativem Erleben vorzubeugen, gibt es verschiedene Möglichkeiten, den Bezug zur Realität zu verstärken und somit einen „Anker" zu schaffen. Das könnte beispielsweise ein Gegenstand sein, der in der Hand gehalten wird (z.B. Talisman, aber auch Stein oder Igelball) oder das regelmäßige Einholen verbaler Rückmeldungen. Kennen die Patientinnen und Patienten aus vorherigen Therapien bewegungsbezogene Entspannungsverfahren (Yoga, Pilates, Qigong etc.) oder können sie sich diese besser vorstellen und/oder die Therapeutin bzw. der Therapeut hat entsprechende Kenntnisse, können diese natürlich alternativ zu den in diesem Manual vorgeschlagenen Entspannungstechniken verwendet werden.

Auch die Einführung der Imaginationsübungen stellt häufig eine besondere Herausforderung für traumatisierte Patientinnen und Patienten dar. Die Gefahr, dass sich die in der Übung suggerierten, positiven Bilder mit negativen Erinnerungen (Flashbacks) vermischen, ist groß. Darum empfiehlt es sich, zum einen für die Imaginationsübungen insgesamt mehr Zeit einzuplanen, zum anderen auch als erstes eine zusätzliche Übung, nämlich die „Übung vom sicheren Ort" einzuführen. Sind andere stabilisierende Imaginationsübungen (wie z.B. die „Tresor-Übung") bereits bekannt, können diese natürlich ebenfalls eingesetzt und auf ihnen aufgebaut werden.

Die Übung vom „sicheren Ort" ist ebenfalls als Audio-Datei (vgl. Online-Materialien) vorhanden und sollte alternativ zu den in Kapitel 8.1 beschriebenen Fantasiereisen mit vorgegebenen Geschichten eingesetzt werden. Kennt die Patientin oder der Patient die Übung noch nicht, geht es zunächst darum, den individuellen sicheren Ort gemeinsam zu entwickeln.

Übung vom „sicheren Ort"

Machen Sie es sich bequem –
Schließen Sie die Augen –
Sie fühlen Ihren Körper ganz bewusst –
Sie sind ruhig –
Ihre Hände und Arme sind angenehm schwer –
Ihre Füße und Beine sind schwer –
Ihr Nacken und Ihre Schultern sind entspannt –
Ihr ganzer Körper ist angenehm warm –
Ihre Atmung ist ruhig und gleichmäßig.

Ich möchte Sie einladen, die Übung des inneren, sicheren Ortes kennenzulernen.

Dieser Ort kann auf der Erde sein, das muss aber nicht sein.
Er kann auch außerhalb der Erde sein, überall, in Ihrer Fantasie ...

Stellen Sie sich vor, Sie befinden sich an einem Ort, an dem Sie sich ganz wohl und geborgen fühlen können.
Stellen Sie sich ganz genau vor, wie es dort ist.
Was ist das für ein Ort?
Wie sieht es dort aus?

Geben Sie Ihrem sicheren Ort eine Begrenzung Ihrer Wahl, sodass Sie bestimmen können, wer an diesem Ort, an Ihrem Ort, sein soll, sein darf.
Sie können natürlich Menschen oder andere Lebewesen, die Sie gern an diesem Ort haben wollen, einladen.

Sie müssen nicht unbedingt Menschen einladen, aber vielleicht liebevolle Begleiter oder Helfer, Wesen, die Ihnen Unterstützung und Liebe geben.
Oder vielleicht fühlen Sie sich auch am wohlsten, wenn Sie für den Moment allein sind.
Das ist ebenfalls in Ordnung, denn es ist Ihr persönlicher Ort, an dem alles so ist, wie Sie es am liebsten mögen.
Prüfen Sie, ob Sie sich mit allen Sinnen wohlfühlen.

Prüfen Sie zuerst, was Ihre Augen wahrnehmen.
Ist das, was Sie sehen, angenehm für Sie?
Wenn es noch etwas geben sollte, was Ihnen nicht gefällt, dann verändern Sie es ...

Nun überprüfen Sie bitte, ob das, was Sie hören, für Ihre Ohren angenehm ist.
Vielleicht hören Sie aber im Moment auch gar nichts und genießen die Stille ...

Ist die Temperatur angenehm?
Wenn nicht, so können Sie sie jetzt verändern ...

Kann Ihr Körper sich so bewegen, dass Sie sich damit ganz wohlfühlen,
und können Sie jede Haltung einnehmen,
in der Sie sich wohlfühlen? ...

Wenn noch etwas fehlt, verändern Sie alles so, bis es ganz stimmig für Sie ist ...
Sind die Gerüche, die Sie wahrnehmen, angenehm?
Auch sie können Sie verändern, sodass Sie sich ganz wohl damit fühlen.
Stellen Sie sich Ihren inneren, sicheren Ort mit allen Sinnen vor!

Wenn Sie nun spüren können,
dass Sie sich ganz und gar wohlfühlen
an Ihrem inneren, sicheren Ort,
dann können Sie mit sich eine Körpergeste vereinbaren.
Und diese kleine Geste, diese kleine Bewegung,
können Sie in Zukunft ausführen und sie wird Ihnen helfen,
dass Sie diesen Ort ganz rasch wieder in der Vorstellung haben.
Wenn Sie das möchten, können Sie diese Bewegung jetzt ausführen.

Nachdem Sie sich Ihren inneren, sicheren Ort eine Weile vorgestellt haben,
kommen Sie langsam wieder in die Realität zurück.
Sie strecken die Arme und recken sich, wie nach einem langen und erholsamen Schlaf.
Die Wärme und die Ruhe bleiben Ihnen.
Öffnen Sie langsam die Augen und finden Sie sich wieder im Raum zurecht.

Fragen nach der Imaginationsübung:

- Ist es Ihnen gelungen, bei der Übung zu bleiben? Oder sind Sie abgeschweift/haben sich andere/negative Bilder dazwischengeschoben?
- Wenn andere Bilder aufgetaucht sind, konnten Sie sich von diesen wieder lösen?
- Um was für einen Ort handelt es sich bei Ihrem sicheren Ort?
- Wenn Sie sich die Übung noch einmal in Erinnerung rufen, was konnten Sie sich am besten vorstellen?
- Haben Sie Geräusche oder Stimmen gehört?
- Gab es Gerüche, die Sie wahrnehmen konnten?
- Haben Sie möglicherweise etwas geschmeckt?
- Haben Sie während der Imagination etwas getastet oder beispielsweise einen Luftstrom oder Wärme auf Ihrer Haut gespürt?
- Gab es Dinge, die Sie gestört haben?
- Wenn ja: konnten Sie sie verändern?
- Haben Sie sich während der Fantasiereise wohl gefühlt?

Im Unterschied zu den in Kapitel 8.1 vorgestellten Fantasiereisen handelt es sich bei dieser Imaginationsübung um eine Übung, die viel Spielraum für eigene Ideen lässt. Das ist notwendig, wenn man bedenkt, dass es sich um einen individuellen Zufluchtsort handeln soll. Es kann aber auch dazu führen, dass eine Patientin oder ein Patient sich beispielsweise nicht für einen Ort entscheiden kann. Ist dies der Fall, sollte vor einem erneuten Übungsversuch im Gespräch erarbeitet werden, wie der persönliche sichere Ort aussehen soll. Traut die Patientin bzw. der Patient sich dies zu, kann die Instruktion beim zweiten Versuch gleich lautend sein, häufig bietet es sich aber an, die Schilderungen der Patientin bzw. des Patienten in die Instruktion zu übernehmen. Es gibt auch Patientinnen und Patienten, die ihren inneren Ort nicht preisgeben wollen. Diese Entscheidung sollte akzeptiert werden. Bei der Nachbesprechung würde man sich dann darauf beschränken, zu erörtern, mit welchen Sinnen der Ort wahrgenommen wurde.

Im weiteren Verlauf sollte in jedem Fall die Vertiefungsübung durchgeführt werden (vgl. Kapitel 8.2), ob im Vorfeld zu Übungszwecken weitere Fantasiereisen (vgl. Kapitel 8.1) durchgeführt werden, kann individuell entschieden werden. Diese Entscheidung sollte davon abhängig gemacht werden, wie sicher sich der Patient bereits mit den Imaginationsübungen fühlt und wie viel Zeit bereits für diesen Therapiebaustein aufgewendet wurde.

Bei Patientinnen und Patienten, die während der Übungen dissoziieren, sollte vereinbart und geübt werden, wie dies frühzeitig unterbrochen werden kann. Viele Patientinnen und Patienten können, wenn dies ausdrücklich erlaubt wird, die jeweilige Übung unterbrechen, bevor das Vollbild eines dissoziativen Zustands bzw. Flashbacks auftritt. Weist die Therapeutin bzw. der Therapeut nicht explizit vor der ersten Imaginationsübung darauf hin, dass das Unterbrechen der Übungen zur Verhinderung von Flashbacks ein adäquates Mittel ist, trauen sich viele Patientinnen und Patienten nicht, die Übung zu verlassen, mit der Folge, dass sie dissoziieren. Traut die Patientin bzw. der Patient sich eine verbale Äußerung nicht zu, kann auch ein anderes Signal, z.B. das Öffnen der Augen oder eine Handbewegung, vereinbart werden. Oft gelingt es, die Übungen bis zum Ende durchführen zu können, nachdem sie in der Anfangsphase einige Male gestoppt wurde (Selbstwirksamkeit). Manchmal gelingt auch ein angeleitetes Zurückkehren zum Inhalt der Übung und damit zu den positiven Bildern, z.B.:

Sie drehen das negative Bild aus Ihrer Erinnerung an einem Regler immer schwächer/unschärfer und stellen die Szene aus der Fantasiereise wieder scharf.

oder

Sie schieben das negative Bild energisch zur Seite, so dass Sie sich wieder auf die Situation [...] konzentrieren können.

Zusätzlich könnten haptische Reize eingesetzt werden (z.B. eine Fernbedienung). Dieses Vorgehen erfordert in der Regel mehr Übung und würde bei einem durch die Therapeutin bzw. den Therapeuten angeleiteten Üben voraussetzen, dass sie/er weiß, wann sich negative Bilder einschieben. Diese Form des Umgangs mit negativen Erinnerungen sollte mit der jeweiligen Patientin bzw. dem jeweiligen Patienten aber auf jeden Fall besprochen werden, manchmal gibt es sogar schon Vorerfahrungen mit solchen und ähnlichen Techniken, auf die zurückgegriffen werden kann.

In seltenen Fällen kann es passieren, dass Flashbacks bereits in dem Moment eintreten, in dem die Patientin oder der Patient sich passiv auf die Imaginationsübung einlässt und somit zumindest im subjektiven Erleben ein Stück der Kontrolle abgibt. Ein erster Schritt könnte sein, dass sie bzw. er die passive Rolle verlässt und beispielsweise ihren/seinen sicheren Ort laut beschreibt (vgl. Fallbeispiel). Auch ein Gegenstand, den die Patientin oder der Patient in der Hand hält, um in Verbindung mit dem „Hier und Jetzt" zu bleiben, der vielleicht sogar im Zusammenhang mit dem sicheren Ort steht, kann hilfreich sein. Auf den Umgang mit dissoziativen Zuständen in der Therapiesitzung können wir hier nicht weiter eingehen, wir verweisen darum auf Ehlers (1999).

Fallbeispiel: Frau U.

Frau U., eine 28-jährige Patientin mit komplexer PTBS und ausgeprägter depressiver Begleitsymptomatik, leidet bei der Durchführung der ersten Imaginationsübungen nach kürzester Zeit unter Flashbacks. In einem ersten Schritt wird geübt, frühzeitig, das heißt, wenn sie merkt, dass sie „abdriftet", die Übung zu unterbrechen, was recht schnell gut gelingt. Sobald sie sich aber wieder auf die Imaginationsübung zu konzentrieren versucht, sind auch die negativen Bilder wieder da. Auch das ausführliche Vorbesprechen der „Übung vom sicheren Ort" führt nicht zum gewünschten Erfolg. Diese Entwicklung ist vor dem Hintergrund, dass die zuvor durchgeführte Entspannungsübung (PMR) auf Anhieb gelungen ist, zunächst überraschend. Der primäre Unterschied zwischen der Entspannungsübung und den Imaginationsübungen ist, dass die Patientin bei der PMR aktiv sein konnte, was ihr half, im „Hier und Jetzt" zu bleiben, während sie sich in der Imaginationsübung nahezu hilflos ausgeliefert fühlt. Gemeinsam erörtern Patientin und Therapeutin, was ein geeignetes Vorgehen sein könnte, und Frau U. versucht zunächst, ihren sicheren Ort laut zu verbalisieren. Es gelingt ihr dabei, sich den Ort ganzheitlich vorzustellen; sodass ein erster Schritt in Richtung Imagination gemacht ist. Sie hat jedoch große Angst, dass die Flashbacks beim selbstständigen Üben zu Hause erneut auftreten würden, sodass zunächst festgelegt wird, die Übungen laut zu lesen und sie sich dabei vorzustellen, dazu bekommt sie zusätzlich zur Audio-CD die entsprechenden Texte mit nach Hause. Die Qualität der bildlichen Vorstellung ist dabei zwar im Verhältnis zunächst schwächer, als wenn die Patientin sich ganz auf die Imagination als solche hätte konzentrieren und dabei die Augen hätte schließen können, es ist jedoch der einzige Weg, der Frau U. eine Annäherung an die Imaginationsübungen ermöglicht. Im weiteren Verlauf der Therapie übt sie selbstständig Entspannungs- und Imaginationsverfahren, um Sicherheit im Umgang mit den Techniken zu erlangen, bevor sie später ihre alternativen Träume imaginieren soll. Letztendlich gelingt es ihr, die Übungen auch mithilfe der Audio-CD durchzuführen und sich ganz auf die Imagination zu konzentrieren, ohne dass Intrusionen oder Flashbacks auftreten.

11.2 Alptraumrekonstruktion

Eine vollständige Alptraumrekonstruktion wie in Kapitel 6.3 beschrieben käme einer Traumaexposition gleich, die hier explizit nicht gewünscht ist. Ohne Informationen über den ursprünglichen Traum ist es aber auch nicht möglich, eine Alptraummodifikation durchzuführen. Allerdings muss man sich bewusst machen, dass die Erinnerungen an posttraumatische Alpträume in der Regel deutlich ausgeprägter sind, das gilt insbesondere für die emotionale Komponente. Darum kann auch auf eine Beschreibung in der ersten Person Präsens verzichtet werden, die bei den idiopathischen Alpträumen die Erinnerung an den Traum fördern soll. Auch reicht es, wenn Abschnitte des Alptraums, bei denen klar ist, dass sie im neuen Traumskript nicht vorkommen werden, nur benannt, nicht aber beschrieben werden.

Konkret heißt das:

- Posttraumatische Alpträume müssen nicht vollständig rekonstruiert, werden. Insbesondere bei den traumatisierenden Elementen selbst reicht eine grobe Skizze.
- Zur besseren Distanzierung von den erlebten Alptrauminhalten kann die Patientin bzw. der Patient angehalten werden, die Vergangenheitsform und ggf. auch die dritte Person zu verwenden.
- Stabilisierende Übungen (z. B. Übung vom sicheren Ort) können bei Bedarf eingesetzt werden.
- Auf eine Alptraumdokumentation kann und sollte für posttraumatische Alpträume in der Regel verzichtet werden.

Fallbeispiel: Frau U. (Alptraumrekonstruktion)

Frau U., die bereits in Kapitel 11.1 vorgestellt wurde, hat insgesamt drei verschiedene Alpträume. Die Rekonstruktion des Traumes, bei dem es um den sexuellen Missbrauch geht, der ihr widerfuhr, sei hier kurz dargestellt. Dieser Traum wird als zweites modifiziert, sodass die Patientin das Vorgehen schon kennt.

Th.: Haben Sie sich überlegt, welchen Alptraum Sie als nächstes bearbeiten wollen?

Pat.: Ja, den mit dem Missbrauch.

Th.: Okay. Wir hatten ja bereits besprochen, dass es reicht, wenn Sie die grobe Handlung des Traums berichten, wir müssen nicht zu sehr ins Detail gehen.

Pat.: Ja, ich weiß. Also das ist so, dass ich in der Schule von meinem Lehrer missbraucht wurde.

Th.: Und Ihr Alptraum spielt auch in dieser Schule?

Pat.: Ja, das war im siebten Schuljahr in unserer Klasse.

Th.: Und der Klassenraum im Traum, wie sieht der aus?

Pat.: Die Tische standen so in U-Form und es gab große Fenster mit Vorhängen, die hat er zugezogen.

Th.: „Er" ist Ihr Lehrer?

Pat.: Ja.

Th.: Aha. Welche Personen spielen alles eine Rolle in Ihrem Traum?

Pat.: Nur ich und mein Lehrer. Es ist Pause und alle anderen sind draußen. Er kam auf mich zu und hat mich angeguckt.

Th.: Hat er etwas gesagt?

Pat.: Erstmal nicht. Er hat die Vorhänge zugemacht und dann hat er angefangen ... er hat angefangen mich auszuziehen und dann hat er mich ...

Th.: Okay, ich denke, das reicht, das brauchen Sie nicht alles erzählen.

Pat.: Das ist nicht nur einmal passiert. Er hat meinen Eltern erzählt, er würde mir Nachhilfe geben und dann musste ich zu ihm nach Hause. Einmal hat er mir sogar Tropfen verabreicht, sodass ich bewusstlos war, als ich wieder zu mir kam, war ich nackt.

Th.: Davon handeln Ihre Träume auch?

Pat.: Ja, manchmal.

Th.: Ich denke, wir sollten uns heute einmal auf den Traum konzentrieren, den Sie zunächst beschrieben haben, den im Klassenzimmer. Sie wissen ja noch vom letzten Mal, dass wir zunächst einmal gemeinsam herausfinden wollen, welche Dinge im neuen Traum nicht mehr auftauchen sollen. [...]

Es fällt auf, dass Frau U. immer in der Vergangenheit von ihrem Traum berichtet. Hierin wird sie bei der Alptraumrekonstruktion nicht korrigiert, weil es ihr auf diese Art und Weise gelingt, mehr Distanz zu den Geschehnissen des Alptraums und dem damit assoziierten Trauma zu bekommen.

11.3 Alptraummodifikation bei posttraumatischen Alpträumen

Das Vorgehen bei der Alptraummodifikation entspricht im Wesentlichen dem bei idiopathischen Alpträumen (vgl. Kapitel 9.2 ff.). Berücksichtigt werden sollte auch hier, dass der Expositionsanteil so klein wie möglich gehalten wird. Außerdem ist das Selbstwirksamkeitserleben besonders gering, sodass den meisten Betroffenen zunächst gar nichts einfällt, wie sie ihren Traum anders gestalten könnten. Aus diesem Grund sind der „Schritt weg vom konkreten Traum" hin zu einem eher abstrakten Brainstorming bei der Suche nach ersten Alternativen sowie eine enge Begleitung bei der Entwicklung der neuen Traumgeschichte besonders wichtig.

Sollte es neben den posttraumatischen auch idiopathische Alpträume geben, bietet es sich an, mit diesen zu beginnen. Insgesamt muss bei den posttraumatischen Alpträumen damit gerechnet werden, dass der Zeitaufwand in den Sitzungen etwas höher ist. Das liegt daran, dass bei traumatisierten Patientinnen und Patienten die Formulierung in der ersten Person Präsens noch nicht geübt wurde. Es muss etwaigen aufkommenden Ängsten oder dissoziativem Erleben begegnet werden. Außerdem trauen sich die Betroffenen vor allem bei der ersten Modifikation allenfalls kleine Anteile der Modifikation im Rahmen von Hausaufgaben zu.

Bei der Erstellung des neuen Traumskriptes selbst muss man insofern mehr Sorgfalt walten lassen, als dass „Lücken" in der neuen Traumgeschichte folgenschwerer sein können. Nicht selten werden solche Lücken oder Brüche in der Geschichte unfreiwillig mit Inhalten des ursprünglichen Alptraums und damit der traumatischen Erfahrung gefüllt. Darum ist schon vor der ersten testweisen Imagination des neuen Traumskriptes darauf zu achten, dass keine zu allgemeinen Formulierungen verwendet oder unbedachte Zeitsprünge gemacht werden. Auch sollten diejenigen Sinneskanäle, die im ursprünglichen Alptraumtraum von hoher Relevanz waren (z.B. das olfaktorische System bei einem Vergewaltigungstraum) nicht vernachlässigt werden, sondern auch hier alternative Vorstellungen entwickelt werden.

Fallbeispiel: Frau U. (Alptraummodifikation)

Frau U. identifiziert zunächst jene Elemente, die im Traum nicht mehr vorkommen sollten. Das sind:

- der Lehrer,
- das Klassenzimmer, in dem sich das Ganze ereignet hatte, insbesondere die Vorhänge, die dafür sorgten, dass niemand sie sehen und helfen konnte.

Bei Aspekten, die bleiben könnten, tut sich die Patientin zunächst sehr schwer. Sie kommt dann jedoch zu dem Entschluss, dass grundsätzlich eine Schulsituation erhalten bleiben soll, nur eben nicht in diesem Klassenzimmer. Auf Nachfrage kann sie benennen, dass sie später auf einer Berufsschule war, dort habe sie sich wohl gefühlt und das Klassenzimmer dort könne sie sich gut vorstellen. Auch hier wird also eine Erinnerung aus dem Leben der Patientin genutzt.

Da die Patientin immer wieder unter Flashbacks des ursprünglichen Hergangs und damit auch des Alptrauminhaltes leidet, wird nach relativ kurzer Zeit zur Suche möglicher Alternativen übergegangen, wobei sie viel Unterstützung benötigt. Da sowohl der Täter als auch der Übergriff nicht mehr im neuen Traum auftauchen sollen, aber dennoch ein Zusammenhang bestehen bleiben muss, gestaltet sich dies zunächst als schwierig. Als alternative Handlung erarbeitet die Patientin mit Unterstützung der Therapeutin dann folgende Handlung:

In meinem Traum befinde ich mich im Klassenraum der Berufsschule. Der Raum ist groß und die Stühle und Tische stehen in U-Form. Die Sonne scheint und ich bin mit meiner Klassenlehrerin allein im Klassenraum. Die Lehrerin ist freundlich, hilfsbereit, nett, verständnisvoll und jung. Die Mathestunde ist gerade zu Ende und die anderen Schüler sind schon raus gegangen. Ich hole mein Pausenbrot und ein Trinkpäckchen aus der Tasche und will rausgehen. Die Lehrerin ruft mich zurück: „Melanie, bleibst du bitte nochmal kurz hier!? Ich möchte etwas mit dir besprechen." Ich drehe mich um, ich habe zuerst gar nicht realisiert, wer da gesprochen hat. Erst im Umdrehen sehe ich die Lehrerin. Ich gehe vorsichtig auf sie zu, ich frage mich, was sie von mir will und warte ab. Die Lehrerin sagt: „Ich habe festgestellt, dass du die letzten zwei Arbeiten etwas schlechter geschrieben hast, und du machst immer deine Hausaufgaben. Wenn du mir sagst, wo du Schwierigkeiten hast, kann ich dir helfen." Ich denke nach und überlege mir, dass ich nichts zu verlieren habe und sie eine Frau ist. Dann sage ich: „Ja, ich nehme die Hilfe an." Sie lächelt und sagt: „Dann kannst du erstmal in die Pause gehen. Ich habe heute Aufsicht." Sie geht mit mir aus dem Klassenraum und schließt die Tür ab. Ich gehe raus auf den Pausenhof und bin erstmal froh, dass ich an der frischen Luft bin. Ich freue mich über die Hilfe und bin glücklich.

Am nächsten Tag nach der letzten Stunde treffen wir uns im Klassenraum, um Mathe zu machen. Sie geht zuerst alles noch einmal mit mir durch, damit sie sehen kann, wo ich Schwächen habe. Die Aufgabe, die ich nicht verstanden habe, erklärt sie mir an Beispielaufgaben. Mein Kopf raucht am Ende der Stunde, aber ich bin glücklich, dass ich die Aufgaben verstanden habe.

Zu Hause gehe ich die Aufgaben nochmal durch. Jetzt habe ich die Aufgaben wirklich verstanden.

Wir haben verabredet, dass wir uns erstmal dreimal in der Woche treffen.

Drei Wochen später schreiben wir eine Mathearbeit und ich schreibe eine zwei. Ich bin sehr stolz auf mich, bekomme ein besseres Zeugnis und werde in die nächste Klasse versetzt.

Der letzte Teil des Traums ist mehr ein Ausblick, auf das, was kommen könnte bzw. sollte. Der Patientin gibt dies Sicherheit, nicht wieder in das alte Traumgeschehen zurückzufallen.

Für die Imagination des neuen Traumskriptes gilt ähnliches wie für die Imagination der Fantasiereisen (vgl. Kapitel 11.1). Die Wahrscheinlichkeit, dass traumatische Bilder auftauchen, die zum Beispiel durch den Traumanfang getriggert werden, ist relativ hoch. Wird die Belastung für die Patientin oder den Patienten zu hoch, kann Bezug genommen werden auf den „sicheren Ort", der im Rahmen der dritten Therapiesitzung entwickelt wurde oder auch eine Entspannungsübung durchgeführt werden. Ist eine Imagination von Trauminhalten nur sehr schwer möglich, kann die Patientin bzw. der Patient auch zunächst versuchen, die Inhalte seines neuen Traums zu verbalisieren, bis er ihn in allen Details verinnerlicht hat. Visuelles Material wie Bilder oder Gegenstände mit Bezug zum neuen Traumskript können eine hilfreiche Unterstützung sein.

Kapitel 12
Alptraumtherapie bei Kindern und Jugendlichen

Anders als für Erwachsene gibt es für Kinder und Jugendliche bisher keine standardisierte, evaluierte Form der Alptraumtherapie. Die Studienlage für die Anwendung der Imagery-Rehearsal-Therapie ist deutlich dünner als für Erwachsene (St-Onge, Mercier & De Koninck, 2009; Simard & Nielson, 2009).

Alpträume treten ab dem frühen Kindesalter auf, sodass eine Alptraumtherapie bei entsprechendem Leidensdruck bereits im Kindergarten- und Vorschulalter Anwendung finden könnte und sollte. Abhängig vom individuellen Entwicklungsalter muss das ursprünglich für Erwachsene entwickelte Vorgehen angepasst werden. Grundsätzlich gilt: Je älter ein Kind ist, desto mehr kann auf der sprachlich-kognitiven Ebene gearbeitet werden. Dafür kann bei jüngeren Kindern häufig auf das explizite Training der Imaginationsfähigkeit verzichtet oder dieser Teil zumindest deutlich verkürzt werden, da sich gerade jüngere Kinder Dinge in der Regel intuitiv bildhaft vorstellen.

In diesem Kapitel sind Ansätze zur Adaptation der Alptraumtherapie auf Kinder und Jugendliche dargestellt. Eine systematische Beforschung steht ebenso noch aus wie die Bereitstellung von kindgerechtem Therapiematerial. Dies dürfte in der Praxis jedoch kein großes Hindernis darstellen.

12.1 Alptraumtherapie bei jüngeren Kindern

12.1.1 Psychoedukation

Auch bei jüngeren Kindern gibt es schon Mythen rund um das Thema Traum und Alptraum, sei es, dass ihre Träume Wirklichkeit werden oder – insbesondere bei Täterträumen – dass sie wirklich so böse sein könnten wie im Traum. Darum ist es sinnvoll, zur Entlastung eine knappe, altersgerechte Erklärung über Alpträume und ihre Beschaffenheit zu geben:

> Träumen tun alle Menschen, das hast auch sicher du schon ganz oft erlebt. Von Alpträumen sprechen wir, wenn die Träume schlimm sind, man zum Beispiel ganz viel Angst hat, aber auch wenn man wütend wird und etwas Böses tut. Im Alptraum – genauso wie in anderen Träumen – sind die Dinge oft nicht so wie am Tag. Manche Sachen werden riesengroß, andere ganz klein, manchmal kann man sich gar nicht bewegen, ein anderes Mal dafür vielleicht sogar fliegen. Auch passen die Dinge oft nicht zusammen, manchmal stehen Häuser am falschen Ort (zum Beispiel deine Schule im Garten von der Oma) oder es spielen Leute im Traum mit, die schon verstorben sind. Dass Träume anders sind als das Leben am Tag, ist ebenfalls normal und nichts, was einem peinlich sein muss. Man ist nicht verrückt, nur weil man verrückte Sachen träumt!
>
> Fast alle Kinder haben Alpträume, aber die meisten nur hin und wieder. Wenn man nur hin und wieder mal einen Alptraum hat und darunter nicht leidet, ist alles in Ordnung. Wenn die Alpträume aber oft auftreten, dir viel Angst machen und du vielleicht deswegen gar nicht mehr ins Bett gehen möchtest, dann sollten wir etwas dagegen tun.

Um zu erläutern, was bei der Alptraumtherapie passiert, bietet sich die Metapher des Grusel- oder Horrorfilmes, den man verändern will, an (Erklärung des Behandlungsrationals; vgl. auch Kapitel 6.1):

> Ziel der Behandlung ist, dass die Alpträume weniger werden. Das kannst du dir so vorstellen, dass der Alptraum wie ein Gruselfilm ist. Am Anfang wähnt man sich in Sicherheit – und plötzlich passiert etwas Schlimmes. Das wäre der Moment, wo

einem im Kino das Popcorn runterfallen würde und man anfangen würde zu schreien. Das Problem ist, dass du im Traum nicht bloß zuschaust, sondern du bist mittendrin. Darum fühlt sich das auch schlimmer an als im Kino. Ich würde gern mit dir die Rollen verändern, bisher warst du in der Hauptrolle und jetzt sollst du in die Rolle der Person schlüpfen, die den Film gemacht hat. Dann haben wir die Möglichkeit, die Handlung deines Alptraumes zu verändern. Hättest du Lust, das auszuprobieren? *[Zustimmung abwarten]* Ein Problem hat die Sache allerdings: Den neuen Traum wirst du nicht ins Kino verkaufen können, denn er soll ja langweiliger werden, damit man dabei gut schlafen kann. Die Herausforderung ist, dass der neue Traum auf der einen Seite ruhiger und harmloser sein soll als der ursprüngliche Alptraum, sodass du weiterschlafen kannst ohne Angst zu haben. Auf der anderen Seite muss der Traum aber auch noch was mit dem ursprünglichen Alptraum zu tun haben. Wir wollen nämlich den alten gruseligen Traum mit der neuen Traumgeschichte überschreiben, und dafür muss das Gehirn wissen „ach ja, es geht um diesen Traum". Ich helfe dir dabei, wir machen das zusammen. Das Ziel ist aber, dass du am Ende von der Therapie, wenn nochmal ein anderer Alptraum auftreten sollte, den Traum (das Drehbuch) selbst verändern kannst. Also pass gut auf und wenn du etwas nicht verstehst, frag ruhig nach, damit du am Ende selbst weißt, wie das geht.

Wie umfangreich die Erklärung ist, hängt zum einen vom Alter des jeweiligen Kindes, aber auch von der Wissbegierde ab. Auch wenn die Darstellung, was genau im Gehirn passiert, in der Beispielinstruktion stark vereinfacht und wissenschaftlich auch nicht ganz korrekt ist (die Erklärung eines assoziativen Netzwerkes im Gehirn führt bei einem Kind im Vorschul- oder Grundschulalter in der Regel zu weit), kann sie helfen, Verständnis zu schaffen und die Motivation zu erhöhen. Auf solche Ausführungen kann verzichtet werden, wenn man den Eindruck gewinnt, dass das Kind sich über derartige Dinge keine Gedanken macht und/oder man es eher verwirren würde. Unentbehrlich ist allerdings der Hinweis darauf, dass es sich um eine aktive Arbeit handelt, an der das Kind maßgeblich selbst beteiligt ist. Bei Kindern bis ca. zum Ende des Grundschulalters werden die Eltern mitgeschult, damit sie das eigenständige Vorgehen unterstützen könnten, aber auch jüngere Kinder sollten und können die Prinzipien der Alptraummodifikation im Rahmen der Therapie verinnerlichen.

12.1.2 Alptraumrekonstruktion und -dokumentation

Die Alptraumrekonstruktion kann und sollte mit entsprechender sprachlicher Anpassung und unter Berücksichtigung der in Kapitel 11 beschriebenen Besonderheiten bei posttraumatischen Alpträumen auch bei Kindern zu Beginn der Behandlung stattfinden. Je jünger die betroffenen Kinder sind, desto mehr empfiehlt es sich, den berichteten Alptraum zu visualisieren, also zum Beispiel zu malen oder auch mit Figuren oder Ähnlichem nachzustellen. Die Protokollierung der nachfolgenden Alpträume entfällt.

Man muss sich zunächst auf einen Alptraum einigen, mit dem begonnen werden soll. Hier ist es sinnvoll, einen für das Kind bedeutsamen, idealerweise noch nicht zu lange zurückliegenden Alptraum zu verwenden. Gibt es einen Alptraum, der wichtiger ist, wird das Kind gegebenenfalls ohnehin immer wieder darauf zurückkommen, liegt der Alptraum zu lange zurück, ist es besonders schwierig, sich an Details zu erinnern. Sollte das Kind äußern, dass er zu gruselig/schlimm/etc. war und es sich das (noch) nicht zutraut, kann man sich auch darauf verständigen, mit einem „einfacheren" Alptraum zu beginnen. Wann immer es mehrere Alpträume gibt, ist es wichtig zu betonen, dass man einen Traum nach dem anderen bearbeitet („ein Drehbuchautor arbeitet ja schließlich auch nicht an mehreren Drehbüchern gleichzeitig, das gäbe ein ziemliches Durcheinander").

Für den Alptraumbericht sollten verschiedene Materialien zur Verfügung stehen, aus denen das Kind auswählen kann, z. B. Malstifte, große Papierbögen, Wasser- oder Fingerfarben, Finger- oder Handpuppen, Figuren usw. Das Kind wird gebeten, seinen Traum – bei komplexeren Träumen den Anfang seines Traumes – darzustellen. Egal welches Medium verwendet wird, sind die Darstellungen in der Regel allerdings nicht selbsterklärend, gerade jüngere Kinder und kunstschwächere Kinder verfügen nicht über ausreichendes künstlerisches Geschick, sodass man über das erstellte Kunstwerk ins Gespräch kommen sollte. Zum einen sollte man sich erklären lassen, was die jeweilige Darstellung bedeutet, beispielsweise welche Person wen darstellt und wer welche Gefühle auslöst. Manche Kinder tun sich schwer damit, zu verbalisieren und können dann eher angehalten werden, das Bild o. Ä. so auszuschmücken, dass die Fragen beantwortet werden. Andere Kinder (so auch im Fallbeispiel im Kapitel 12.2.5) berichten weitschweifig und es muss immer wieder differenziert werden, welche Details für die anschließende Alptraummodifikation relevant sind und welche nicht. Auch wenn die betroffenen Kinder sich eine künstlerische Darstellung nicht zutrauen (z.B. „Ich kann doch nicht malen.“), sollten hierzu ermuntert werden (z.B. „Es geht nicht darum, eine gute Note in Kunst zu bekommen, sondern gemeinsam den Alptraum bearbeiten zu können.“, „Es ist nicht schlimm, wenn die Zeichnung nicht perfekt wird, sie wird uns trotzdem helfen, den Alptraum zu besiegen.“).

12.1.3 Entspannung und Imagination

Gerade jüngere Kinder verfügen in der Regel über gute Imaginationsfähigkeiten und vor allem -bereitschaft, sodass ein standardisiertes Entspannungstraining im Vorfeld in der Regel nicht notwendig ist. Falls doch, empfehlen sich beispielsweise eine kindgerechte Form der Progressiven Muskelentspannung (z.B. Klein-Heßling & Lohaus, 2021) oder des Autogenen Trainings (z.B. Petermann, 2018). Imaginationsübungen sollten auch hier durchgeführt werden, um zum einen die vorherrschenden Sinneskanäle auszumachen. Zum anderen soll vermittelt und geübt werden, dass man die vorgestellten Bilder selbst beeinflussen kann. Hier sind vor allem auch unrealistische, fantasievolle Imaginationen, z.B., dass das Kind einen Zauberstab hat und zaubern kann, empfehlenswert. Sind Übungen notwendig, sollten diese zu Hause durch eine Bezugsperson angeleitet werden.

12.1.4 Alptraummodifikation

Die Alptraummodifikation findet entweder im Spiel oder visualisiert über künstlerische Medien statt. Unter anderem wären die folgenden Varianten denkbar:

- Gemaltes Bild des Alptraums, in das Modifikationen (z.B. ein Helfer) eingezeichnet werden.
- Gemaltes Bild des Alptraums und eines zweiten Bildes, des neuen Traums.
- Gemaltes Bild des Alptraums, auf das ein Pergamentpapier gelegt wird, auf das die Änderungen eingezeichnet werden.
- Spiel mit Figuren, Fingerpuppen, Kuscheltieren o.Ä.
- Basteln der relevanten Figuren oder Szenen.
- Nachstellen und Modifizieren des Alptraums im Rahmen eines Theaters/Schattentheaters.
- Rap-Song

Analog zu dem Vorgehen bei Erwachsenen sollte basierend auf der erfolgten Alptraumrekonstruktion ermittelt werden, was den Alptraum zum Alptraum macht und was nicht. Das können die Kinder im Bild zeigen oder nachstellen, falls die Alptraumkonstruktion mit Figuren dargestellt oder nachgespielt wurde. Bei Kindern, die bereits sicher lesen können, kann die Therapeutin oder der Therapeut die Elemente, die aus dem Traum heraus sollen beziehungsweise bleiben können, am Flipchart o.Ä. festhalten.

Bei möglichen Lösungen für den Traum sind Kinder tendenziell spontaner und benötigen weniger Abstand vom ursprünglichen Traum als Erwachsene. Können sie spontan keine Ideen benennen, um den Alptraum zu einem „langweiligen Einschlaftraum“ zu machen, kann auch hier auf das Prinzip des Brainstormings zurückgegriffen werden (z.B. „Lass uns erstmal ganz allgemein gucken, was man tun könnte, wenn es an einem Ort zu dunkel ist.“ usw.). Auch hier werden die Ideen durch die Therapeutin bzw. den Therapeuten gesammelt und im Nachgang ausprobiert. Wenn der Eindruck entsteht, dass das Kind die potenziellen neuen Trauminhalte spontan imaginiert oder dies passiert, während es diese im Bild oder Spiel ausprobiert, kann auf eine explizite Imagination verzichtet werden. Ist dies nicht der Fall oder besteht Unsicherheit, werden die Kinder angeleitet, sich die jeweiligen Aspekte vor dem inneren Auge genau vorzustellen. Die Auswahl von Lösungselementen und das Zusammenfügen erfolgt gemeinsam in der Therapiesitzung beziehungsweise gegebenenfalls auch über mehrere Therapiesitzungen hinweg, denn gerade, wenn die kleinen Patientinnen und Patienten künstlerischen Ehrgeiz entwickeln und/oder die Träume komplex sind, kann dies einige Zeit in Anspruch nehmen. Aufgabe der Therapeutin bzw. des Therapeuten ist es dabei, immer wieder zu erfragen, (a) was der neue Traum mit dem alten Alptraum noch zu tun hat und (b) ob das Kind glaubt, bei dieser neuen Fassung gut schlafen zu können. Die Nähe, die das neue Traumskript zum ursprünglichen Alptraum hat, kann auch hier unterschiedlich sein, Kinder scheinen aber ebenso wie Erwachsene trotz objektiv großer Unterschiedlichkeit ein gutes Gefühl für die subjektiv passende Nähe der beiden Traumversionen zu haben.

In jedem Fall sollte die finale Fassung des neuen Traums festgehalten werden, dies kann durch eine Niederschrift der Therapeutin bzw. des Therapeuten erfolgen, durch das erstellte Bild bzw. Kunstwerk, durch eine Tonaufnahme oder – im Falle der szenischen Darstellung – auch durch ein Video.

Die wiederholte Imagination des neuen Traumes erfolgt dann zu Hause unter Mithilfe einer Bezugsperson. Im Falle eines Bildes wird dieses besprochen, die Bezugsperson achtet dabei darauf, die für die plastische Vorstellung notwendigen Details zu erfragen oder zu benennen. Mitschriften können wahlweise durch die Bezugsperson vorgelesen oder als Audio-Datei aufgezeichnet werden. Bild- und Tondateien aus der Therapiesitzung, etwa von Aufzeichnungen des Spiels mit Figuren oder des Theaters/Schattentheaters können ausgehändigt und zu Hause angehört bzw. angeschaut werden.

12.1.5 Fallbeispiel

Es handelt sich um einen neunjährigen Patienten (O.) mit Verdacht auf eine einfache Aufmerksamkeitsstörung, die für die Alpträume zunächst weniger von Belang zu sein scheint, und moderaten Schwierigkeiten bei der Emotionsregulation. In die Behandlung begibt das Kind sich primär wegen wiederkehrender Alpträume, die zum Teil Ängste vor dem Schlafen sowie Vermeidungsverhalten (im konkreten Fall von Toilettenräumen) nach sich ziehen.

O. berichtet, dass er verschiedene Alpträume habe, in der Regel gehe es aber darum, dass er erschreckt oder angegriffen werde. Er entscheidet sich dafür, einen etwas länger zurückliegenden, aber sehr eindrucksvollen Traum verändern zu wollen. Im Rahmen der Alptraumrekonstruktion malt er zunächst mit recht hohem zeitlichem Aufwand („es soll ja auch alles berücksichtigt werden") ein Bild (vgl. Abbildung 8). Auf Nachfrage berichtet er, dass er selbst die Hauptperson des Traumes ist, sich selbst aber nicht gezeichnet hat, weil er ja gemalt habe, was er gesehen hat. Der Ort des Traumes sei ein realer gewesen, nämlich der Toilettenraum in einer Jugendherberge, die er mit seiner Schulklasse besucht hätte. Der Rest sei allerdings fiktiv. Er befinde sich in dem Traum in diesem Toilettenraum, es sei sehr dunkel. Vor ihm tauche eine Hexe auf. Auch hinter ihm seien Hexen, die würde er aber nur als Schemen sehen und am Geruch erkennen (grüne Dunstwolke). Ohne weitere Nachfrage berichtet O. umfangreich, dass er diese Hexen aus einem Buch (Düsterwald) kenne und beschreibt umfangreich Teile der Handlung sowie weitere, noch gruseligere Figuren, die auf dem Bild allerdings nicht auftauchen. Es muss hier zunächst differenziert werden, welche Teile des Berichtes für den Alptraum relevant sind (nämlich dass diese Hexen ihm offenbar aufgelauert haben, sie sehr mächtig sind und er allein gegen sie keine Chance hat) und welche nicht (dass es in dem Buch, dem die Hexen entstammen, noch weitere Figuren gibt, die wesentlich mächtiger sind aber im Traum nicht auftauchen).

O., der bei der Psychoedukation im Vorfeld aufmerksam zugehört hat und sehr interessiert an der Verän-

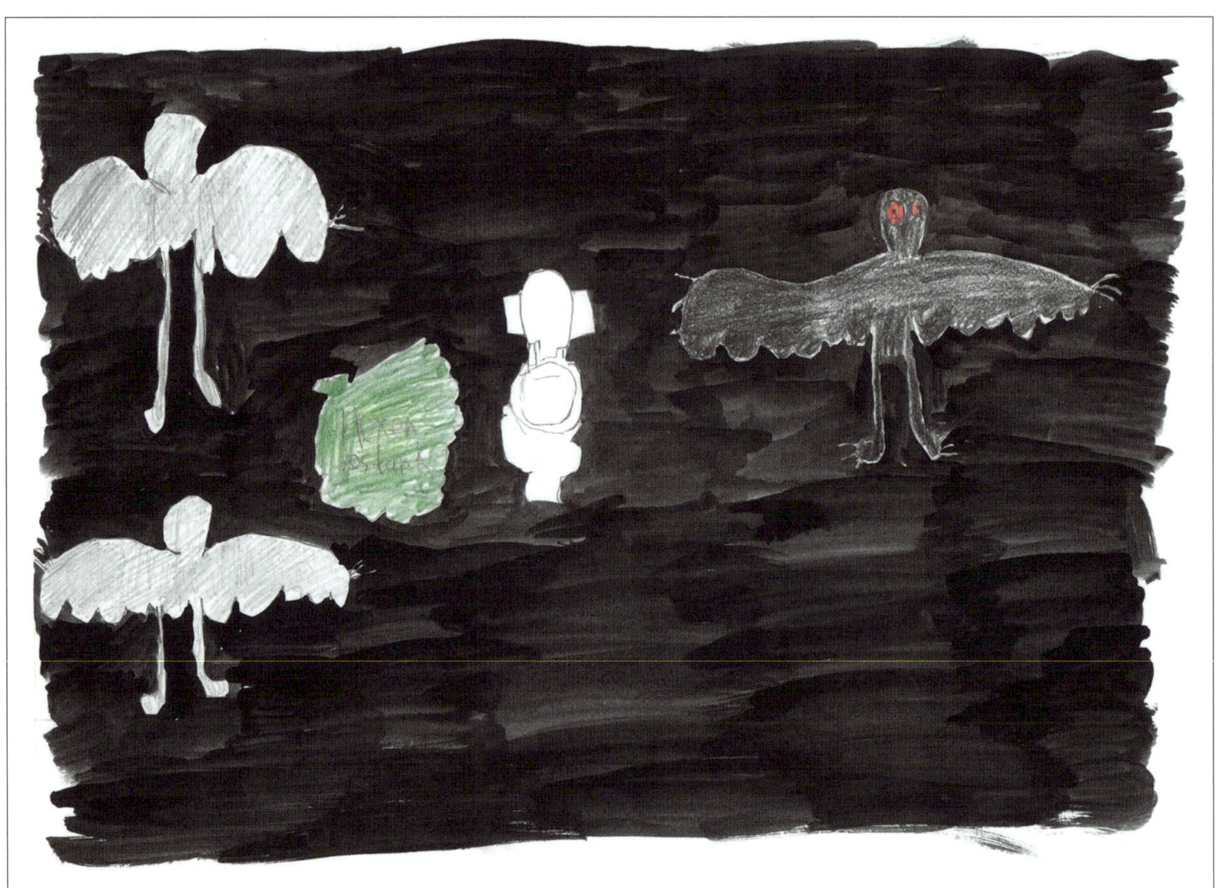

Abbildung 8: Zeichnung des Alptraums

derung des Drehbuchs ist, kann spontan benennen, was er dort gerne gestrichen hätte und was nicht. „Das ist doch ganz klar, eine Hexe muss bleiben“, die Schatten hinter ihm hingegen würden den Fluchtweg versperren und müssten deshalb weg. Der Hexengestank wäre zwar sehr unangenehm, aber würde ihn schließlich auch warnen, deshalb sollte auch dieser bleiben. Auf Nachfrage gibt er außerdem an, dass es besser wäre, wenn es nicht so stockdunkel wäre, und er mehr als die leuchtenden Augen erkennen könnte. Infolgedessen malt er in seine Skizze für den neuen Traum (vgl. Abbildung 9) zunächst eine helle Lampe. Auf die Frage, wie er denn mit dieser Hexe zurechtkommen wolle, fällt ihm ein, dass diese Art von Hexen erstens kein Licht mögen und zweitens auf keinen Fall „kaltes Eisen“. Spontan fällt ihm dazu eine ganz andere Fantasiewelt (Drachenreiter) ein, in der wiederum es einen Drachen gäbe, dessen ganzes Nest aus Eisen bestünde. Er überlegt sich spontan, dass ja irgendwo ein solcher Qualmdrache sein könnte. Dieser sei eigentlich gar nicht so angriffslustig, wenn es aber um Eisen gehen würde, verstünde er keinen Spaß. Also will O. im Traum ein Stück Eisen auf die Hexe werfen, sodass der Qualmdrache den Rest erledigen und er in Ruhe gehen könne.

Es ist für O. unproblematisch, dass offenbleibt, woher er selbst das Eisen nimmt („es ist halt da“). Er kann sich die Szene im Nachgang leicht vorstellen, verzichtet aber auf eine differenziertere Darstellung der neuen Traumfassung. Die Skizze reiche ihm aus, um sich das Bild abends anzuschauen und seiner Mutter davon zu erzählen.

12.2 Alptraumtherapie bei älteren Kindern und Jugendlichen

Mit zunehmendem Alter (ca. mit Beginn der weiterführenden Schule) sinkt bei vielen Kindern und Jugendlichen die Bereitschaft, sich einem Problem spielerisch zu nähern, gleichzeitig steigen die kognitiven Kompetenzen an. Darum bietet sich häufig eine „Mischung“ aus dem ursprünglich für Erwachsene entwickelten Konzept an und der Umsetzung, wie sie für jüngere Kinder geeignet ist. Konkret könnte das z. B. bedeuten, dass der Traum gemeinsam besprochen und die relevanten Aspekte auch in das „Arbeitsblatt 3: Fragebogen zur Aufzeichnung von Alpträumen“ eingetragen werden, zum fertigen Traumskript dann aber noch ein Bild gemalt oder ein Song geschrieben wird (vgl. Fallbeispiel in Kapitel 12.2.5). Bei älteren Jugendlichen kann das Verfahren auch ohne Anpassungen durchgeführt werden.

12.2.1 Psychoedukation

Ältere Kinder und Jugendliche haben zwar häufig die gleichen Sorgen wie Kinder oder Erwachsene (z. B. „Bin ich verrückt, wenn ich sowas träume?“, „Muss ich jetzt für immer diese schrecklichen Sachen nachts erleben?“), allerdings sind diese Themen auch noch häufiger schambesetzt. Außerdem befinden sie sich in dem Spannungsfeld, einerseits nicht mehr als Kinder behandelt werden zu wollen, andererseits aber auch noch nicht mit jeder „Erwachsenenerklärung“

Qualmdrachennest
Eisen
qualmdrachen
die ihr eisen
zuruck holen
wollen
Eisen
von mir
geworfen
auf die Hexe

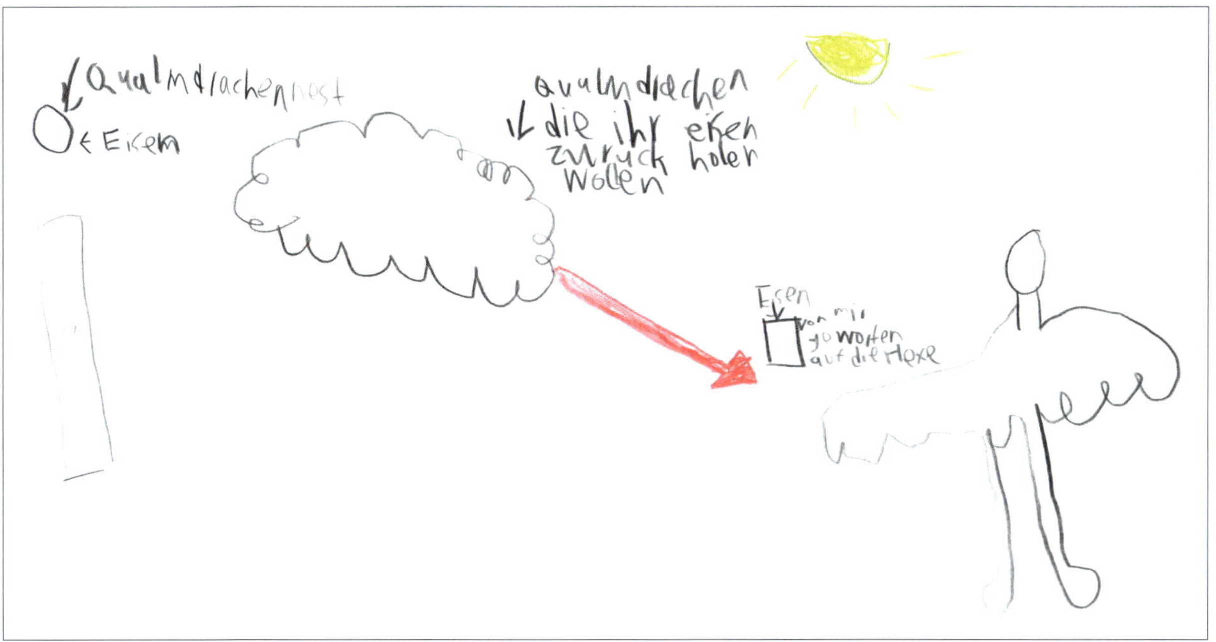

Abbildung 9: Skizze für das neue Traumskript

etwas anfangen zu können. Darum ist es besonders wichtig, sich bei der Wahl der verwendeten Sprache an die Bedürfnisse der jeweiligen Patientin bzw. des jeweiligen Patienten anzupassen. Die in Kapitel 12.1.1 dargestellten Beispieltexte können als Grundlage durchaus genutzt werden, die Beispiele aber angepasst und – bei entsprechendem Wissendurst gerade die Erklärungen ausgeweitet werden. Einem 14-Jährigen, der wissen will, was wir glauben, warum diese Therapie funktioniert, könnte also durchaus ein assoziatives Netzwerk ans Whiteboard gemalt werden und erklärt werden, wie wir durch Wiederholung eine bessere Bahnung von bestimmten Verknüpfungen herstellen wollen. Das kann insofern sehr nützlich sein, weil Akzeptanz und Motivation in dieser Lebensphase von großer Bedeutung sind. Die geplante Therapie ist nur mit dem expliziten Einverständnis der bzw. des Jugendlichen inklusive der Bereitschaft zur aktiven Mitarbeit auch zwischen den Sitzungen sinnvoll. Das sollte zum einen klar kommuniziert und zum anderen bei der Therapieplanung berücksichtigt werden.

Die Metapher des Horrorfilms, der verändert werden soll, ist grundsätzlich in jedem Alter nützlich – außer der oder die Jugendliche fühlt sich allein durch die Tatsache, dass hier in einer bildhaften Sprache gesprochen wird, nicht ernst genommen. Dann kann auf die „klassische" Erklärung zurückgegriffen werden (vgl. Kapitel 6.1).

12.2.2 Alptraumrekonstruktion und -dokumentation

Die Alptraumrekonstruktion kann und sollte mit entsprechender sprachlicher Anpassung und unter Berücksichtigung der in Kapitel 11 beschriebenen Besonderheiten bei posttraumatischen Alpträumen auch bei älteren Kindern und Jugendlichen zu Beginn der Behandlung stattfinden. Die Bereitschaft spontan und offen über die Trauminhalte zu sprechen, sinkt mit zunehmendem Alter jedoch ab, sodass häufig aktiver nachgefragt werden muss. Eine Visualisierung oder auch ein Nachspielen der Alpträume kann angeboten werden, wenn es passend erscheint. Es ist aufgrund der steigenden kognitiven Kompetenzen jedoch nicht unbedingt notwendig.

Wird erstmals ein Alptraum rekonstruiert, muss man sich zunächst auf einen Alptraum einigen. Hier ist es sinnvoll, einen für das Kind oder den Jugendlichen bedeutsamen, idealerweise noch nicht zu lange zurückliegenden Alptraum zu verwenden. Ist dieser Alptraum zu bedrohlich (insbesondere bei traumatischen Inhalten, vgl. hierzu Kapitel 11) kann man sich darauf verständigen, mit einem „einfacheren" Alptraum zu beginnen. Wann immer es mehrere Alpträume gibt, ist es wichtig, zu betonen, dass man einen Traum nach dem anderen bearbeitet.

Für den Alptraumbericht können verschiedene Materialien angeboten werden (vgl. Kap. 12.1.2). Die Therapeutin oder der Therapeut sollten die im Leitfaden für die Alptraumdokumentation (vgl. „Arbeitsblatt 3: Fragebogen zur Aufzeichnung von Alpträumen") formulierten Fragen gemeinsam mit dem Kind oder der/dem Jugendlichen durchgehen und besprechen. Insbesondere im Fall einer geringen Traumerinnerungsfähigkeit sollte dieses Arbeitsblatt als Hausaufgabe mitgegeben werden.

12.2.3 Entspannung und Imagination

Die Fähigkeit zur intuitiven Entspannung, wie dem Spielen bis hin zur Trance, verliert sich mit zunehmendem Alter. Darum sollte bei älteren Kindern und Jugendlichen die Entspannungsfähigkeit mindestens überprüft und im Zweifel trainiert werden. Ab einem Alter von ca. zwölf Jahren empfiehlt es sich, eher die Erwachsenenversion der einschlägigen Entspannungsverfahren anzubieten (vgl. Kapitel 7.1 und Kapitel 7.2) oder sie zumindest als Alternative zu den Kinderversionen (vgl. Kapitel 12.1.3) vorzustellen.

Zur Überprüfung der Imaginationsfähigkeit und ggf. zum weiteren Training können die in Kapitel 8 vorgestellten Übungen verwendet werden. Ebenso wie bei den Erwachsenen ist es wichtig, dass das Ziel der Übung zu Beginn deutlich wird: Es ist nicht notwendig, dass gleichermaßen alle Sinneskanäle ansprechbar sind, aber man sollte „seine" gut zugänglichen Sinneskanäle kennen, damit man diese später bei der Erstellung des neuen Traumskriptes bzw. Drehbuchs gezielt anspielen kann.

12.2.4 Alptraummodifikation

Die Alptraummodifikation findet bei älteren Kindern und Jugendlichen in der Regel im Gespräch statt (vgl. Kapitel 9). Es kann die Vorstellung der Inhalte des neuen Traums jedoch unterstützen, wenn einzelne Inhalte oder auch der ganze neue Traum visualisiert oder nachgestellt werden. Um dabei insbesondere für Jugendliche attraktive Formen zu wählen, wären ergänzend zu den im Kapitel 12.1.4 für Kinder vorgestellten Medien beispielsweise folgende Varianten denkbar:

- Comic-Zeichnung.
- Rap-Song.
- Drehbuch inkl. Regieanweisungen für ein Theaterstück.

Analog zum Vorgehen bei Erwachsenen sollte basierend auf der erfolgten Alptraumrekonstruktion ermittelt werden, was den Alptraum zum Alptraum macht und was nicht. Beim ersten Durchgang hält die Therapeutin oder der Therapeut die jeweils benannten Elemente auf dem „Arbeitsblatt 6: Veränderung meines Alptraums" oder am Flipchart fest. Wird ein zweiter Alptraum modifiziert, sollten ältere Kinder und Jugendliche diese Tätigkeit selbst durchführen.

Bei möglichen Lösungen für den Traum können ältere Kinder und Jugendliche sowohl wenige Ideen haben und viel Unterstützung bei einem ersten Brainstorming benötigen als auch unwahrscheinlich kreativ sein. Hier können, wenn nötig, die zunächst distanzierenden Methoden aus dem Vorgehen bei Erwachsenen angewandt werden. Wichtig ist und bleibt, dass möglichst kein einzelner Vorschlag von therapeutischer Seite kommt. (Wenn, dann: „Wenn es im Traum sehr dunkel ist, dann könntest du vielleicht eine Lichtquelle bei dir tragen oder es ist von allein hell, zum Beispiel weil Tag ist oder du die Helligkeit über eine App auf deinem Handy einstellen kannst. Was meinst du, wie es gehen könnte?").

Eine künstlerische Ausgestaltung des Traums kann die Imagination fördern. Günstig wäre, trotzdem zusätzlich erprobende Imaginationsübungen durchzuführen und dabei stets zu prüfen, ob für die jeweilige Patientin bzw. den jeweiligen Patienten noch ein Zusammenhang zum ursprünglichen Traum besteht und ob die neue Traumfassung hinreichend wenig Arousal erzeugt.

Auch hier sollte die finale Fassung des neuen Traums festgehalten werden, dies kann durch eine Niederschrift der Therapeutin bzw. des Therapeuten erfolgen, durch das erstellte Bild bzw. Kunstwerk, durch eine Tonaufnahme oder – im Falle der szenischen Darstellung – auch durch ein Video. Die wiederholte Imagination des neuen Traumes erfolgt dann zu Hause in der Regel eigenständig und mit Überprüfung in den Therapiesitzungen. Bei Bedarf können Bezugspersonen hinzugezogen werden.

12.2.5 Fallbeispiel

Ein 12-jähriges Mädchen leidet unter idiopathischen Alpträumen, häufig mit Verfolgungs- und/oder Angriffsaspekten, keine komorbiden Störungen. Der relevante Teil der Behandlung wurde auf Video aufgezeichnet, um später detailgetreu wiedergegeben werden zu können.

Im Nachfolgenden wird die Rekonstruktion des Alptraums dargestellt. Die Patientin verwendet dabei spontan das Präteritum. Da recht schnell offensichtlich wird, dass dies die detaillierte Beschreibung des Traums nicht behindert und die Verwendung der Vergangenheitsform der Distanzierung von sehr negativen Affekten dient, wird dies hier nicht korrigiert und erst bei der Erstellung des neuen Traumskriptes darauf geachtet, dass sie die Gegenwartsform verwendet. Die Patientin wird erst ermuntert, spontan zu berichten, im Verlauf werden dann die verschiedenen Ebenen (eigene Gefühle, Gedanken, Sinnesmodalitäten) abgefragt. Dabei wird deutlich, warum dies so wichtig ist, denn bestimmte relevante Details wären sonst nicht berichtet worden.

Beispiel für eine sprachbasierte Alptraumrekonstruktion

Th.: Du hast ja erzählt, dass du immer wieder unterschiedliche Alpträume hast, die dich nachts ängstigen und weswegen du schlecht schlafen kannst. Und du hast ja schon angedeutet, dass du neulich wieder einen Traum hattest, bei dem erst alles ganz okay war und plötzlich wurde das ganz dramatisch. Ist das der Traum, den wir heute besprechen sollen?

Pat.: Ja.

Th.: Okay. Bevor du anfängst zu erzählen, würde mich interessieren: Warst du in dem Traum du selbst? Hast du also das Geschehene aus deinen eigenen Augen heraus beobachtet und hast dich selbst bewegt oder hast du eher von außen zugeguckt, wie das alles passiert ist?

Pat.: Das war schon ich. Ich saß da und hab das alles gesehen. Ich habe nicht wirklich die Hauptrolle gespielt, sondern ich saß da, hab mich anfangs unterhalten und hab das halt einfach gesehen, das war schon gruselig genug.

Th.: Und würdest du sagen, das war ein realistischer Traum, also das könnte auch in echt passieren? Oder war das eher unrealistisch wie so ein Science-Fiction-Film?

Pat.: Ich glaube das war eher unrealistisch.

Th.: Dann erzähl doch mal, was ist in dem Traum passiert?

Pat.: Ich war mit meinen Eltern und meiner kleinen Schwester spazieren, wir waren auf dem Spielplatz auf einer Waldlichtung. Meine Eltern haben gesagt, sie müssten eben etwas holen. Ich sollte da warten und auf den Bollerwagen aufpassen. Ich saß dann da an einem Kiosk mit einem kleinen Nebengebäude und habe mich nett mit der Verkäuferin unterhalten, die war auch echt nett. In diesem Nebengebäude – also erst war alles gut – aber dann hat irgendwer an die Tür gebollert und ganz laut geschrien.

Th.: Also, wenn ich da mal ganz kurz dazwischenfragen darf, dass deine Eltern dich da abgesetzt haben, dich alleine gelassen haben, das war noch nicht schlimm.

Pat.: Nein, das war völlig in Ordnung.

Th.: Okay. Also du hast dich da unterhalten und dann ist etwas passiert.

Pat.: Ja genau, da begann etwas an die Tür zu bollern und ganz schrill zu schreien. Nicht um Hilfe, sondern einfach zu schreien. Die Frau vom Kiosk ist dann hin zu dem Nebengebäude und hat ganz vorsichtig die Tür aufgemacht. Da sprang eine ganz gruselige Gestalt heraus, sie hatte irgendwie ein blaues, zerfetztes Kleid an, das war ja noch okay, aber sie hatte eine ganz gruselige Fratze und rote Augen. Da habe ich mich zu Tode erschreckt.

Th.: Das kann ich mir vorstellen, dass du dich erschrocken hast. Habe ich es richtig verstanden, dass du selbst gar nicht aktiv warst, sondern nur dagesessen hast, als diese Kioskbesitzerin die Tür geöffnet hat.

Pat.: Ja genau, und dann ist diese Schreckgestalt da rausgesprungen.

Th.: Hast du eine Idee, was die da wollte?

Pat.: Keine Ahnung. Das war auch irgendwie ... ich war mir erstmal gar nicht so sicher, ob das in echt war oder ob ich gleich vielleicht einfach in meinem Bett aufwache. Also ich hatte keine Ahnung, was das da sollte und warum.

Th.: Das heißt, du hast im Traum dann echt auch gedacht: „Vielleicht ist das nur ein böser Traum"?

Pat.: Gefühlt schon, ja. Aber dann dachte ich, ich sitze da immer noch, diese Frau steht da immer noch und schreit, die Kiosk-Dame schrie auch. Darum dachte ich, es müsste dann wohl doch echt sein.

Th.: Und diese Erkenntnis „vielleicht ist das doch echt", hat dir das Angst gemacht?

Pat.: Ja schon, als mir klar wurde, dass das anders gar nicht sein kann als echt. Denn ich bin ja nicht aufgewacht und alles schrie weiter.

Th.: Also diese Schreckgestalt hat geschrien, die Kioskbesitzerin hat auch geschrien, und das hast du auch richtig gehört im Traum? Und dieses Geklopfe vorher an die Tür auch?

Pat.: Ja.

Th.: Gab es sonst noch irgendwelche Geräusche?

Pat.: Na also klar, man hat so ein paar Vögel im Hintergrund gehört, aber die waren dann auch ganz schnell leise, als alle anfingen zu schreien.

Th.: War das auch gruselig, dass der ganze Wald verstummte und man nur noch das Geschrei hörte?

Pat.: Das ist mir hinterher erst so richtig aufgefallen. In dem Moment war mir das egal. Ich wollte da einfach nur weg. Aber ich konnte mich vor Angst nicht bewegen und ich hätte auch nicht gewusst wohin.

Th.: Also du konntest dich nicht bewegen und wusstest auch nicht, wohin du flüchten könntest. Hast du denn auch geschrien?

Pat.: Ich habe erstmal nicht geschrien. Das war so ein Gefühl „oh Gottogott, gleich fall ich in Ohnmacht". Ich glaub, ich wäre gar nicht in der Lage gewesen zu schreien.

Th.: Hm, also fast so wie gelähmt?

Pat.: Joa.

Th.: Du hast diese gruselige Szene mit angesehen, du hast das gehört und so wie du das beschreibst, hat sich das alles ziemlich echt angefühlt. Hast du zum Beispiel auch den Wind im Wald oder sowas gefühlt?

Pat.: Nein, das nicht. Es war aber glaub ich auch nicht windig oder ich habe nicht drauf geachtet.

Th.: Also es war nicht wichtig für den Traum, ob es windig ist, warm oder kalt ...

Pat.: Nein.

Th.: War das denn ein schöner, freundlicher Wald?

Pat.: Ja, eigentlich schon, am Anfang. Es war eine schöne helle Lichtung, da war der Spielplatz drauf und drum herum die Bäume. Das war eigentlich ganz schön, es gab sogar Laternen, dass es abends nicht hätte düster werden müssen.

Th.: Also war es nicht die Umgebung oder sowas, sondern wirklich diese Schreckgestalt, die den Traum schlimm gemacht hat.

Pat.: Ja.

Th.: Und du hast eben gesagt, du bist nicht direkt aufgewacht. Kannst du sagen, ob du irgendwann dann hochgeschreckt bist?

Pat.: Ich war erstmal nur so halb wach, habe meinen großen Bruder schnarchen gehört und habe gedacht, dass ich „sowas wie wach" bin. Da wusste ich, dass ich in unserem Zimmer bin, aber ich hatte erstmal immer noch Angst und habe mich in meinen Kissen vergraben. Ich habe gedacht, nicht dass sie doch noch um die Ecke kommt.

Th.: Du warst dann also wach, aber das Gefühl steckte dir noch in den Knochen?

Pat.: Ja.

Th.: Musstest du denn dann aufstehen oder deine Eltern rufen oder konntest du dich selbst wieder beruhigen?

Pat.: Ne, ich konnte liegenbleiben.

Anschließend wird mit Rückbezug auf die zuvor eingeführte Metapher des Drehbuch-Umschreibens mit der Modifikation im Gespräch begonnen, die Patientin zeichnet im Anschluss einen Comic, um die Geschehnisse zu visualisieren (vgl. Abbildung 10). Zusätzlich wird zur Überprüfung der Vorstellbarkeit und des dabei auftretenden Affekts eine therapeutengeleitete Imaginationsübung durchgeführt (vgl. Kasten auf S. 107).

Alptraummodifikation (Kind)

Th.: Du bist ja jetzt die Drehbuchautorin von deinem Alptraum. Und das Erste was man macht, wenn man ein Drehbuch verändern will ... hast du eine Idee?

Pat.: Es ging ja darum, dass diese Schreckgestalt da plötzlich rauskommt. Man könnte entweder gucken, dass man einen Grund findet, warum sie das macht oder keine Ahnung, vielleicht könnte da auch irgendwas anderes rauskommen. Zum Beispiel irgend so ein komischer Vogel oder so.

Th.: Das ist eine coole Idee, aber eigentlich machst du da schon den zweiten Schritt vor dem ersten, da du schon überlegst, wie die ganze Geschichte laufen kann. Ich notiere die Ideen mal hier am Whiteboard. Aber lass uns nochmal einen Schritt zurückmachen und schauen, was sich auf jeden Fall ändern muss, damit der Alptraum kein echter Alptraum mehr ist. Und was könnte vielleicht auch bleiben?

Pat.: Die Kioskbesitzerin kann bleiben.

Th.: Fällt dir bei dem, was raus muss, auch schon etwas ein?

Pat.: Ja, also diese Schreckgestalt soll ja irgendwie anders sein, entweder braucht sie einen Grund oder sie müsste harmlos sein.

Th.: Sollen wir mal „schreckliche Schreckgestalt“ aufschreiben?

Pat.: Ja, das passt.

Th.: Und das ging ja auch ziemlich laut zu, die Schreckgestalt hat geschrien, die Kioskbesitzerin hat geschrien – da kann ja kein Mensch bei schlafen, oder?

Pat.: Naja, das Schreien gehört schon irgendwie dazu. Vor allem in dem Nebengebäude. Aber das war auch beängstigend. Vielleicht könnte die Kioskbesitzerin etwas Erklärendes sagen.

Th.: Ich schreib erst mal „allgemeines Geschrei“ mit Fragezeichen auf. Kann denn dieser Szenenanfang so bleiben, dass du da allein gesessen hast?

Pat.: Ja, das war ja eigentlich ganz schön.

Th.: Fällt dir sonst noch was ein? Fehlt noch was?

Pat.: Ich glaub das ist erstmal alles.

Th.: Okay, dann kommen wir zu den Alternativen. Du hast ja eben schon gesagt, es könnte ein Vogel sein oder auch, dass jemand anderes dort eingesperrt ist. Wie könnte das denn passieren?

Pat.: Hm ... vielleicht sind da Sachen gelagert und jemand wollte neue Süßigkeiten holen und dann ist die Tür zugefallen. Vielleicht hat er ja auch erst leise gerufen und als ihn dann niemand gehört hat, an die Tür gebollert und laut geschrien.

Th.: Ja, das wäre eine Möglichkeit. Fällt dir noch mehr ein, wie das ausgehen könnte?

Pat.: Es könnte auch sein, dass da für irgendeinen Horrorfilm gedreht wird und dass jemand nicht mitbekommen hat, dass da noch jemand ist. Und irgendwann sagt jemand: „Ey Leute, ihr könnt das doch nicht machen, wenn ein Kind dasitzt“.

Th.: Also es handelt sich um ein Filmset und niemand hat dich informiert?

Pat.: Ja.

Th.: Ich merke, du bist ganz schön kreativ. Wenn du das so anschaust, welche Variante gefällt dir denn am besten?

Pat.: Der Vogel!

Th.: Wäre das ein echter Vogel?

Pat.: Zum Beispiel ein entflogener Papagei.

Th.: Dann lass uns doch mal schauen, wie das neue Drehbuch in einer ersten Fassung aussehen kann. Es muss noch nicht perfekt sein. Wichtig ist, dass du dir alles genau ausmalst, damit du es dir auch gut vorstellen kannst.

Pat.: Okay.

KIOSK
Wir sind bald zurück
Pass bitte auf die Sachen auf
tüss
KIOSK
Hallo, wie heißt du.....
Hallo, ich..
KIOSK
Was ist das?
KREISCH
POLTER
Was ist das?
Ich mach auf, okay?
Weiß nicht
Schau, das ist nur ein Papagei
Puh! Nur ein Papagei
Der ist bestimmt im Tierpark entflogen
Er ist ja bald wieder zuhause
krächz krächz
Der Arme hat bestimmt Angst

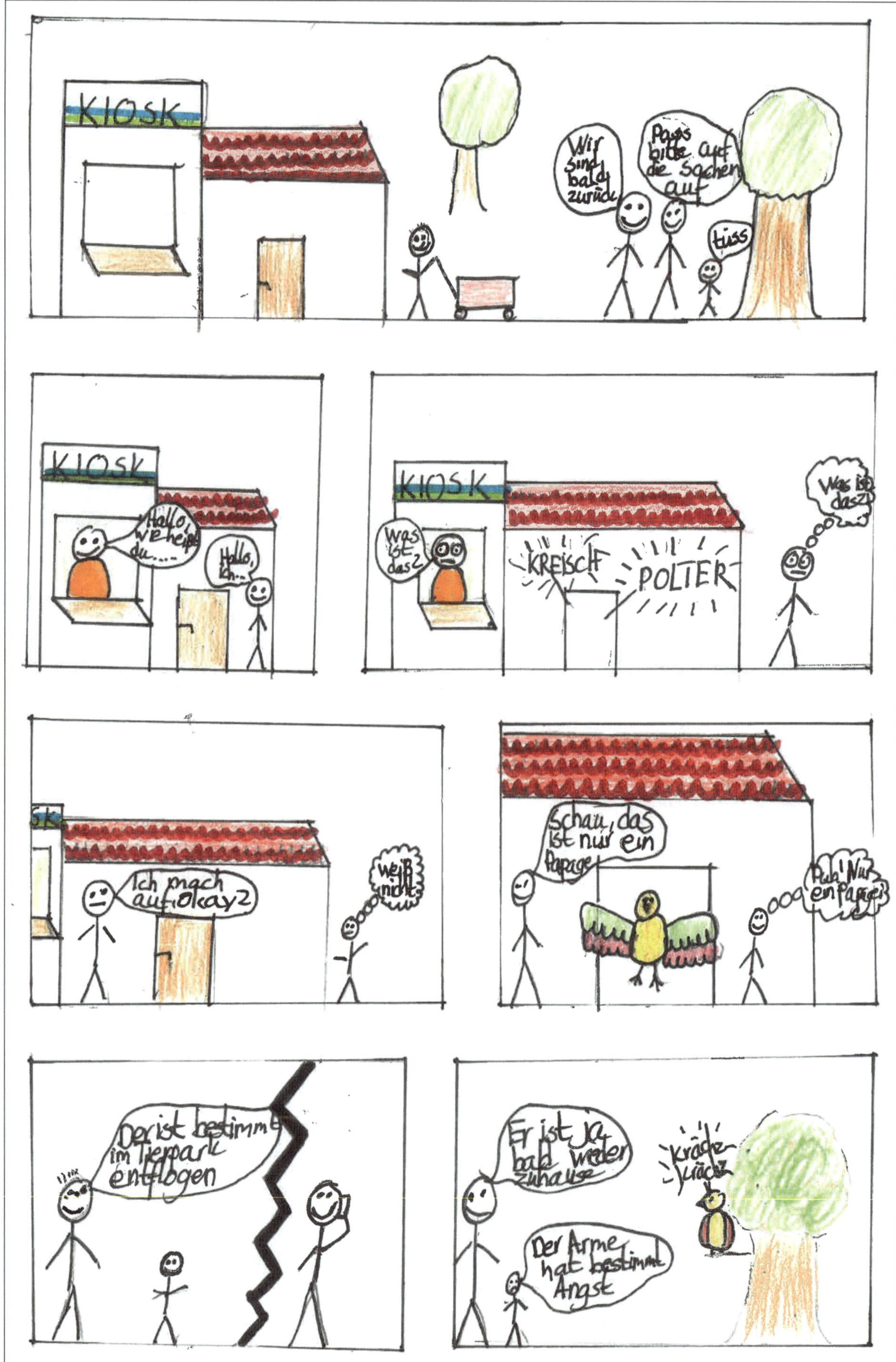

Abbildung 10: Neues Traumskript in Form einer Comic-Zeichnung

Therapeutengeleitete Imagination – Erste Fassung des neuen Traumskripts

„Du bist auf dieser Waldlichtung. Du schaust dich um, siehst den Spielplatz, neben dir der Bollerwagen mit den Spielsachen deiner kleinen Schwester. Du sitzt da im Sonnenschein und findest es eigentlich ganz schön. Dir ist ein bisschen langweilig, deswegen findest du es gut, dass die Kiosk-Besitzerin sich mit dir unterhält. Sie fragt dich: ‚Wie heißt du? Was machst du so?'. Ihr quatscht ganz gemütlich, als du plötzlich ein lautes Geräusch hörst. Im Nebengebäude von dem Kiosk, das ist so ein Holzschuppen, da rappelt es und poltert es und da ist ein furchtbares Gekreische. Du zuckst zusammen und erschreckst dich und merkst, dass auch die Kiosk-Besitzerin erstmal irritiert guckt. Die ist dann aber tapfer und sagt: ‚Ich geh mal gucken, was da los ist.' Du bleibst sitzen, wo du in sicherem Abstand bist und die Kioskbesitzerin kommt aus ihrem Kiosk raus und geht zu dem Nebengebäude. Als sie zur Tür geht, hast du das Gefühl, das Geschrei wird noch lauter. Du denkst kurz: ‚Hoffentlich ist das nur ein böser Traum.' Die Kioskbesitzerin fragt dich: ‚Luna, bist du bereit, dass ich die Tür aufmache?' und du nickst ihr zu. Mit einem Schwung macht sie die Tür auf. Du siehst etwas großes Rotes mit viel Geschrei aus dem Nebengebäude rausflattern. Das sieht aus wie ein großer Vogel, wahrscheinlich ein Papagei, er hat schillernde Federn und ist ganz fürchterlich aufgeregt. Er kreischt und flattert und fliegt über dich hinweg in den nächsten Baum. Du merkst richtig wie dein Herz klopft, aber dann schaust du dir den Vogel an, der dich aus sicherer Höhe ebenfalls anguckt und nur noch ein bisschen krakeelt. Du denkst: ‚Ein Glück, das war nur ein Vogel, der da in den Schuppen hineingeflogen ist und so ein Vogel ist ja auch überhaupt nicht gefährlich.' Der Kiosk-Besitzerin geht es genauso, sie sagt: ‚Boah Luna, ich hab' einen Schreck gekriegt. Aber das ist ja zum Glück nur der Papagei. Und ich glaube, ich weiß sogar, wo der herkommt. Der ist bestimmt aus dem Tierpark, der hier in der Nähe ist, ich ruf da gleich mal an und frage, ob sie den abholen können.' Ihr unterhaltet euch noch ein bisschen. Irgendwann kommen deine Eltern wieder und ihr spielt noch ein bisschen auf dem Spielplatz."

Die Patientin gibt an, dass sie sich die Geschichte gut vorstellen konnte. Den Schreck habe sie spüren können, der gehöre für sie aber dazu und sie denke, dass sie davon nicht aufwachen würde. Sorge, dass die Schreckgestalt nochmal auftauchen würde, berichtet sie auf Nachfrage nicht.

Literatur

Agargün, M.Y., Cilli, A.S., Kara, H., Tarhan, N., Kincir, F. & Oz, K. (1998). Repetitive and frightening dreams and suicidal behavior in patients with major depression. *Comprehensive Psychiatry, 39,* 198–202. https://doi.org/10.1016/S0010-440X(98)90060-8

American Academy of Sleep Medicine. (2014). *International Classification of Sleep Disorders* (ICSD-3, 3rd ed.). Darien, IL: American Academy of Sleep Medicine.

American Psychiatric Association. (2013). *Diagnostic and statistical manual of mental disorders* (5th ed.). Arlington, VA: American Psychiatric Publishing. https://doi.org/10.1176/appi.books.9780890425596

American Psychiatric Association. (2018). *Diagnostisches und Statistisches Manual Psychischer Störungen – DSM-5* (Dt. Ausgabe hrsg. von Peter Falkai und Hans-Ulrich Wittchen, mitherausgegeben von Manfred Döpfner et al., 2., korr. Aufl.). Göttingen: Hogrefe.

Augedal, A.W., Hansen, K.S., Kronhaug, C.R., Harvey, A.G. & Pallesen, S. (2013). Randomized controlled trials of psychological and pharmacological treatments for nightmares: A meta-analysis. *Sleep Medicine Reviews, 17,* 143–152. https://doi.org/10.1016/j.smrv.2012.06.001

Aurora, R.N., Zak, R.S., Auerbach, S.H., Casey, K.R., Chowdhuri, S., Krippot, A. et al. (2010). Best practice guide for the treatment of nightmare disorder in adults. *Journal of Clinical Sleep Medicine, 6,* 389–401. https://doi.org/10.5664/jcsm.27883

Bearden, C. (1994). The nightmare: Biological and psychological origins. *Dreaming, 4,* 139–152. https://doi.org/10.1037/h0094408

Belicki, K. (1992). Nightmare frequency versus nightmare distress: Relations to psychopathology and cognitive style. *Journal of Abnormal Psychology, 101,* 592–597. https://doi.org/10.1037/0021-843X.101.3.592

Belicki, K., Altay, H. & Hill, C. (1985). Varieties of nightmare experience. *Association of the Study of Dreams Newsletter, 2,* 1–3.

Belicki, K. & Belicki, D. (1982). Nightmares in a university population. *Sleep Research, 11,* 116.

Bernstein, D.A., Borkovec, T.D., Höfler, R. & Kattenbeck, M. (2007). *Entspannungs-Training: Handbuch der Progressiven Muskelentspannung nach Jacobson.* Stuttgart: Klett-Cotta.

Berquier, A. & Ashton, R. (1992). Characteristics of the frequent nightmare sufferer. *Journal of Abnormal Psychology, 101,* 246–250. https://doi.org/10.1037/0021-843X.101.2.246

Bishay, N. (1985). Therapeutic manipulation of nightmares and the management of neuroses. *British Journal of Psychiatry, 147,* 67–70. https://doi.org/10.1192/bjp.147.1.67

Bixler, E.O., Kales, A., Soldatos, C.R., Kales, J.D. & Healey, S. (1979). Prevalence of sleep disorders in the Los Angeles metropolitan area. *The American Journal of Psychiatry, 136,* 1257–1262. https://doi.org/10.1176/ajp.136.10.1257

Böckermann, M., Gieselmann, A. & Pietrowsky, R. (2014). What does nightmare distress mean? Factorial structure and psychometric properties of the Nightmare Distress Questionnaire (NDQ). *Dreaming, 24,* 279–289. https://doi.org/10.1037/a0037749

Burgess, M., Gill, M. & Marks, I. (1998). Postal self-exposure treatment of recurrent nightmares: Randomised controlled trial. *British Journal of Psychiatry, 172,* 257–262. https://doi.org/10.1192/bjp.172.3.257

Cartwright, R.D. (1991). Dreams that work: The relation of dream incorporation to adaptation to stressful events. *Dreaming, 1,* 3–9. https://doi.org/10.1037/h0094312

Casement, M.D. & Swanson, L.M. (2012). A meta-analysis of imagery rehearsal for post-trauma nightmares: Effects on nightmare frequency, sleep quality, and posttraumatic stress. *Clinical Psychology Review, 32,* 566–574. https://doi.org/10.1016/j.cpr.2012.06.002

Cellucci, A.J. & Lawrence, P. (1978a). The efficacy of systematic desensitization in reducing nightmares. *Journal of Behavior Therapy and Experimental Psychiatry, 9,* 109–114. https://doi.org/10.1016/0005-7916(78)90054-X

Cellucci, A.J. & Lawrence, P. (1978b). Individual differences in self-reported sleep variable correlations among nightmare sufferers. *Journal of Clinical Psychology, 34,* 721–725. https://doi.org/10.1002/1097-4679(197807)34:3<721::AID-JCLP2270340329>3.0.CO;2-M

Cernovsky, Z.Z. (1984). Life stress measures and reported frequency of sleep disorders. *Perceptual and Motor Skills, 58,* 39–49. https://doi.org/10.2466/pms.1984.58.1.39

Cowen, D. & Levin, R. (1995). The use of the Hartmann boundary questionnaire with an adolescent population. *Dreaming, 5,* 105–114. https://doi.org/10.1037/h0094428

Davis, J.L. (2009). *Treating post-trauma nightmares.* New York: Springer.

Davis, J.L. & Wright, D.C. (2006). Exposure, relaxation, and rescripting treatment for trauma-related nightmares. *Journal of Trauma & Dissociation, 7,* 5–18. https://doi.org/10.1300/J229v07n01_02

Davis, J.L. & Wright, D.C. (2007). Randomized clinical trial for treatment of chronic nightmares in trauma-exposed adults. *Journal of Traumatic Stress, 20,* 123–133. https://doi.org/10.1002/jts.20199

Dennis, K.E., Froman, D., Morrison, A.S., Holmes, K.D. & Howes, D.G. (1991). Beta-blocker therapy: Identification and management of side effects. *Heart and Lung, 20,* 459–463.

Dilling, H., Mombour, W. & Schmidt, M.H. (1991). *Internationale Klassifikation psychischer Störungen. ICD-10 Kapitel V (F). Klinisch-diagnostische Leitlinien.* Bern: Huber.

Domhoff, G.W. (1996). *Finding meaning in dreams: A quantitative approach.* New York: Plenum. https://doi.org/10.1007/978-1-4899-0298-6

Ehlers, A. (1999). *Posttraumatische Belastungsstörung.* Göttingen: Hogrefe.

Elbert, T. & Rockstroh, B. (1990). *Psychopharmakologie.* Berlin: Springer. https://doi.org/10.1007/978-3-642-75276-6

Erlacher, D. (2010). *Anleitung zum Klarträumen.* Norderstedt: Books on Demand.

Feldman, M.J. & Hersen, M. (1967). Attitudes towards death in nightmare subjects. *Journal of Abnormal Psychology, 72,* 421–425. https://doi.org/10.1037/h0020109

Ferenczi, S. (1934). Gedanken über das Trauma. *Internationale Zeitschrift für Psychoanalyse, 20,* 5–12.

Forbes, D., Phelps, A.J., McHugh, A.F., Debenham, P., Hopwood, M. & Creamer, M. (2001). Imagery rehearsal in the treatment of posttraumatic nightmares in combat-related PTSD. *Journal of Traumatic Stress, 14,* 433–442. https://doi.org/10.1023/A:1011133422340

Forbes, D., Phelps, A.J., McHugh, A.F., Debenham, P., Hopwood, M. & Creamer, M. (2003). Imagery rehearsal in the treatment of posttraumatic nightmares in Australian veterans with chronic combat-related PTSD: 12-month follow-up data. *Journal of Traumatic Stress, 16,* 509–513. https://doi.org/10.1023/A:1025718830026

Freud, S. (1916/17). *Vorlesungen zur Einführung in die Psychoanalyse* (Gesammelte Werke, Bd. 11). Frankfurt: Fischer.

Freud, S. (1989). *Die Traumdeutung (1900).* Frankfurt: Fischer.

Germain, A. & Nielsen, T.A. (2003). Sleep pathophysiology in posttraumatic stress disorder and idiopathic nightmare sufferers. *Biological Psychiatry, 54,* 1092–1098. https://doi.org/10.1016/S0006-3223(03)00071-4

Germain, A., Shear, M.K., Hall, M. & Buysse, D.J. (2007). Effects of a brief behavioural treatment for PTSD-related sleep disturbances: A pilot study. *Behaviour Research and Therapy, 45,* 627–632. https://doi.org/10.1016/j.brat.2006.04.009

Gieselmann, A., Ait Aoudia, M., Carr, M., Germain, A., Gorzka, R., Holzinger, B. et al. (2019). Aetiology and treatment of nightmare disorder: State of the art and future perspectives. *Journal of Sleep Research, 28* (4), e12820. https://doi.org/10.1111/jsr.12820

Gieselmann, A., Böckermann, M., Sorbi, M. & Pietrowsky, R. (2017). The effects of an Internet-based imagery rehearsal intervention: A randomized controlled trial. *Psychotherapy and Psychosomatics, 86,* 231–240. https://doi.org/10.1159/000470846

Gieselmann, A., Elberich, N., Mathes, J., & Pietrowsky, R. (2020). Nightmare distress revisited: Cognitive appraisal of nightmares according to Lazarus' transactional model of stress. *Journal of Behavior Therapy and Experimental Psychiatry, 68,* 101517. https://doi.org/10.1016/j.jbtep.2019.101517

Giles, D.E., Kupfer, D.J., Rush, A.J. & Roffwarg, H.P. (1998). Controlled comparison of electrophysiological sleep in families of probands with unipolar depression. *The American Journal of Psychiatry, 155,* 192–199.

Grandi, S., Fabbri, S., Panattoni, N., Gonnella, E. & Marks, I. (2006). Self-exposure treatment of recurrent nightmares: Waiting-list-controlled trial and 4-year follow-up. *Psychotherapy and Psychosomatics, 76,* 384–388. https://doi.org/10.1159/000095445

Hall, C. & Castle, R. van de (1966). *The content analysis of dreams.* New York: Appleton-Century-Crofts.

Halliday, G. (1987). Direct psychological therapies for nightmares: A review. *Clinical Psychology Review, 7,* 501–523. https://doi.org/10.1016/0272-7358(87)90041-9

Hansen, K., Höfling, V., Kröner-Borowik, T., Stangier, U. & Steil, R. (2013). Efficacy of psychological interventions aiming to reduce chronic nightmares: A meta-analysis. *Clinical Psychology Review, 33,* 146–155. https://doi.org/10.1016/j.cpr.2012.10.012

Hartmann, E. (1984). *The nightmare: The psychology and biology of terrifying dreams.* New York: Basic Books.

Hartmann, E. (1989). Boundaries of dreams, boundaries of dreamers: Thin and thick boundaries as a new personality measure. *Psychiatric Journal of the University of Ottawa, 14,* 557–560.

Hartmann, E. (1991). *Boundaries in the mind.* New York: Basic Books.

Hartmann, E. (1996). Outline for a theory on the nature and functions of dreaming. *Dreaming, 6,* 147–170. https://doi.org/10.1037/h0094452

Hartmann, E. & Russ, D. (1979). Frequent nightmares and the vulnerability to schizophrenia: The personality of the nightmare sufferer. *Psychopharmacology Bulletin, 15,* 10–12.

Hartmann, E., Russ, D., Oldfield, M., Sivan, I. & Cooper, S. (1987). Who has nightmares? The personality of the lifelong nightmare sufferer. *Archives of General Psychiatry, 44,* 49–56. https://doi.org/10.1001/archpsyc.1987.01800130053008

Haynes, S.N. & Mooney, D.K. (1975). Nightmares: Etiological, theoretical, and behavioral treatment considerations. *The Psychological Record, 25,* 225–236. https://doi.org/10.1007/BF03394308

Hersen, M. (1971). Personality characteristics on nightmare sufferers. *The Journal of Nervous and Mental Disease, 153,* 27–31. https://doi.org/10.1097/00005053-197107000-00003

Hersen, M. (1972). Nightmare behavior: A review. *Psychological Bulletin, 78,* 37–48. https://doi.org/10.1037/h0032960

Hobson, A.M. & McCarley, R.W. (1977). The brain as a dream state generator: An activation-synthesis hypothesis of the dream process. *The American Journal of Psychiatry, 134,* 1335–1348. https://doi.org/10.1176/ajp.134.12.1335

Holzinger, B. (2013). *Albträume*. München: Nymphenburger.

Jacobson, E. (1990). *Entspannung als Therapie. Progressive Relaxation in Theorie und Praxis*. Stuttgart: Klett-Cotta.

Janson, C., Gislason, T., Backer, W. de, Plaschke, P., Björnsson, E., Hetta, J. & Kristbjarnason, H. (1995). Prevalence of sleep disturbances among young adults in three European countries. *Sleep, 18,* 589–597.

Jung, C.G. (1928). *Allgemeine Gesichtspunkte zur Psychologie des Traumes* (Gesammelte Werke, Bd. 8). Düsseldorf: Walter.

Kales, A., Soldatos, C.R., Caldwell, A.B., Charney, D.S., Kales, J.D., Markel, D. et al. (1980). Nightmares: Clinical characteristics and personality patterns. *The American Journal of Psychiatry, 137,* 1197–1201. https://doi.org/10.1176/ajp.137.10. Nass in Nass-Malerei 1197

Kales, A., Soldatos, C.R. & Kales, J.D. (1981). Sleep disorders: Evaluation and management in the office setting. In S. Arieti & H.K.H. Brodie (Eds.), *American Handbook of Psychiatry* (Vol. 7, pp. 423–454). New York: Basic Books.

Kellner, R., Neidhardt, J., Krakow, B. & Pathak, D. (1992). Changes in chronic nightmares after one session of desensitization or rehearsal instructions. *The American Journal of Psychiatry, 149,* 659–663. https://doi.org/10.1176/ajp.149.5.659

Kellner, R., Singh, G. & Irigoyen-Rascon, F. (1991). Rehearsal in the treatment of recurring nightmares in posttraumatic stress disorders and panic disorder: Case histories. *Annals of Clinical Psychiatry, 3,* 67–71. https://doi.org/10.3109/10401239109147970

Kennedy, G.A. (2002). A review of hypnosis in the treatment of parasomnias: Nightmare, sleepwalking, and sleep terror disorders. *Australian Journal of Clinical and Experimental Hypnosis, 30,* 99–155.

Kingsbury, S.J. (1993). Brief hypnotic treatment of repetitive nightmares. *American Journal of Clinical Hypnosis, 35,* 161–169. https://doi.org/10.1080/00029157.1993.10403000

Klein-Heßling, J. & Lohaus, A. (2021). *Stresspräventionstraining für Kinder im Grundschulalter* (4., überarb. Aufl.). Göttingen: Hogrefe. https://doi.org/10.1026/03028-000

Kolk, B. van der & Goldberg, H.L. (1983). Aftercare of schizophrenic patients: Pharmacotherapy and consistency of therapist. *Hospital and Community Psychiatry, 34,* 343–348.

Koninck, J.M. De & Koulack, D. (1975). Dream content and adaptation to a stressful situation. *Journal of Abnormal Psychology, 84,* 250–260. https://doi.org/10.1037/h0076648

Köthe, M., Lahl, O. & Pietrowsky, R. (2006). Habituelle Stressverarbeitung, Befindlichkeit und Verhalten nach Alpträumen. *Zeitschrift für Klinische Psychologie und Psychotherapie, 35,* 306–313. https://doi.org/10.1026/1616-3443.35.4.306

Köthe, M. & Pietrowsky, R. (2001). Behavioral effects of nightmares and their correlations to personality patterns. *Dreaming, 11,* 43–52. https://doi.org/10.1023/A:1009468517557

Krakow, B. (2004). Imagery rehearsal therapy for chronic posttraumatic nightmares: A mind's eye view. In R.I. Rosner, W.J. Lyddon & A. Freeman (Eds.), *Cognitive therapy and dreams* (pp. 89–109). New York: Springer.

Krakow, B., Hollifield, M., Johnston, L., Koss, M., Schrader, R., Warner, T.D. et al. (2001). Imagery rehearsal therapy for chronic nightmares in sexual assault survivors with posttraumatic stress disorder: A randomized controlled trial. *Journal of the American Medical Association, 286,* 537–545. https://doi.org/10.1001/jama.286.5.537

Krakow, B., Johnston, L., Melendrez, D., Hollifield, M., Warner, T.D., Chavez-Kennedy, D. et al. (2001). An open-label trial of evidence-based cognitive behavior therapy for nightmares and insomnia in crime victims with PTSD. *The American Journal of Psychiatry, 158,* 2043–2047. https://doi.org/10.1176/appi.ajp.158.12.2043

Krakow, B., Kellner, R., Neidhardt, J., Pathak, D. & Lambert, L. (1993). Imagery rehearsal treatment of chronic nightmares: With a thirty month follow-up. *Journal of Behavior Therapy and Experimental Psychiatry, 24,* 325–330. https://doi.org/10.1016/0005-7916(93)90057-4

Krakow, B., Kellner, R., Pathak, D. & Lambert, L. (1995). Imagery rehearsal treatment for chronic nightmares. *Behaviour Research and Therapy, 33,* 837–843. https://doi.org/10.1016/0005-7967(95)00009-M

Krakow, B., Kellner, R., Pathak, D. & Lambert, L. (1996). Long term reduction of nightmares with imagery rehearsal treatment. *Behavioural and Cognitive Psychotherapy, 24,* 135–148. https://doi.org/10.1017/S1352465800017409

Krakow, B. & Neidhardt, J. (1995). *Alpträume erfolgreich behandeln.* Niedernhausen: Falken.

Krakow, B. & Zadra, A. (2006). Clinical management of chronic nightmares: Imagery rehearsal therapy. *Behavioral Sleep Medicine, 4,* 45–70. https://doi.org/10.1207/s15402010bsm0401_4

Kunze, A.E., Arntz, A., Morina, N., Kindt, M. & Lancee, J. (2017). Efficacy of imagery rescripting and imaginal exposure for nightmares: A randomized wait-list controlled trial. *Behavior Research and Therapy, 97,* 14–25. https://doi.org/10.1016/j.brat.2017.06.005

Lancee, J., Spoormaker, V.I., Krakow, B. & Bout, J. van den (2008). A systematic review of cognitive-behavioral treatment for nightmares: Toward a well-established treatment. *Journal of Clinical Sleep Medicine, 4,* 475–480. https://doi.org/10.5664/jcsm.27285

Lang, R.J. & O'Connor, K.P. (1984). Personality, dream content and dream coping style. *Personality and Individual Differences, 5,* 211–219. https://doi.org/10.1016/0191-8869(84)90053-9

Levin, R. (1994). Sleep and dreaming characteristics of frequent nightmare subjects in a university population. *Dreaming, 4,* 127–137. https://doi.org/10.1037/h0094407

Levin, R. & Fireman, G. (2002). Nightmare prevalence, nightmare distress, and self-reported psychological disturbance. *Sleep, 25,* 205–212.

Mack, J. (1989). *Nightmares and Human Conflict*. New York: Columbia University Press.

Margraf, J. & Cwik, J. C. (2017). *Mini-DIPS Open Access: Diagnostisches Kurzinterview bei psychischen Störungen*. Bochum: Forschungs- und Behandlungszentrum für psychische Gesundheit, Ruhr-Universität Bochum.

Marks, I. (1978). Rehearsal relief of a nightmare. *The British Journal of Psychiatry, 133,* 461–465. https://doi.org/10.1192/bjp.133.5.461

Mathes, J., Renvert, M., Eichhorn, C., von Martial, S., Gieselmann, A. & Pietrowsky, R. (2018). Offender-nightmares: Two pilot studies. *Dreaming, 28* (2), 140–149. https://doi.org/10.1037/drm0000084

McCarley, R.W. & Hobson, J.A. (1975). Neuronal excitability modulation over the sleep cycle: A structural and mathematical model. *Science, 189* (4196), 58–60. https://doi.org/10.1126/science.1135627

McNamara, P. (2008). *Nightmares: The science and solution of those frightening visions during sleep*. Westport: Praeger.

Miller, W.R. & DiPilato, M. (1983). Treatment of nightmares via relaxation and desensitization: A controlled evaluation. *Journal of Consulting and Clinical Psychology, 51,* 870–877. https://doi.org/10.1037/0022-006X.51.6.870

Morgenthaler, T.I., Auerbach, S., Casey, K.R., Kristo, D., Maganti, R., Ramar, K., Zak, R. & Kartje, R. (2018). Position paper for the treatment of nightmare disorders in adults: An American Academy of Sleep Medicine Position Paper. *Journal of Clinical Sleep Medicine, 14,* 1041–1055. https://doi.org/10.5664/jcsm.7178

Nadorff, M.R., Lambdin, K.K. & Germain, A. (2014). Pharmacological and non-pharmacological treatments for nightmare disorder. *International Review of Psychiatry, 26,* 225–236. https://doi.org/10.3109/09540261.2014.888989

Nielsen, T. A. & Levin, R. (2007). Nightmares: A new neurocognitive model. *Sleep Medicine Reviews, 11,* 295–310. https://doi.org/10.1016/j.smrv.2007.03.004

Nielsen, T.A., Stenstrom, P. & Levin, R. (2006). Nightmare frequency as a function of age, gender, and September 11, 2001: Findings from an internet questionnaire. *Dreaming, 16,* 145–158. https://doi.org/10.1037/1053-0797.16.3.145

Ohayon, M.M., Morselli, P. & Guilleminault, C. (1997). Prevalence of nightmares and their relationship to psychopathology and daytime functioning in insomnia subjects. *Sleep, 20,* 340–348. https://doi.org/10.1093/sleep/20.5.340

Pace-Schott, E.F., Gersh, T., Silvestri, R., Stickgold, R., Salzman, C. & Hobson, J.A. (2001). SSRI Treatment suppresses dream recall frequency but increases subjective dream intensity in normal subjects. *Journal of Sleep Research, 10,* 129–142. https://doi.org/10.1046/j.1365-2869.2001.00249.x

Pagel, J. & Helfter, P. (2003). Drug induced nightmares: An etiology based review. *Human Psychopharmacology, 18,* 59–67. https://doi.org/10.1002/hup.465

Paykel, E.S., Fleminger, R. & Waton, J.P. (1982). Psychiatric side effects of antihypertensive drugs other than reserpine. *Journal of Clinical Psychopharmacology, 2,* 14–39. https://doi.org/10.1097/00004714-198202000-00004

Petermann, U. (2018). *Die Kapitän-Nemo-Geschichten* (20., korrigierte Auflage). Göttingen: Hogrefe.

Pietrowsky, R. (2014). *Was uns den Schlaf raubt*. Darmstadt: Wissenschaftliche Buchgesellschaft.

Pietrowsky, R. & Köthe, M. (2003). Personal boundaries and nightmare consequences in frequent nightmare sufferers. *Dreaming, 13,* 245–254. https://doi.org/10.1023/B:DREM.0000003146.11946.4c

Rechtschaffen, A. & Kales, A. (Eds.). (1968). *A manual of standardized terminology, techniques and scoring system for sleep stages of human subjects*. Washington, DC: Public Health Service, U.S. Government Printing Service.

Rimsh, A. & Pietrowsky, R. (2020). Dreams in anxiety disorders and anxiety. *International Journal of Dream Research, 13,* 1–16.

Rose, M.W., Perlis, M.L. & Kaszniak, A.W. (1992). Self-reported dream emotion: Nightmares and vivid dreams. *Sleep Research, 21,* 132.

Rothbaum, B.O. & Mellman, T.A. (2001). Dreams and exposure therapy in PTSD. *Journal of Traumatic Stress, 14,* 481–490. https://doi.org/10.1023/A:1011104521887

Schmidt-Degenhard, M. (1992). *Die oneiroide Erlebnisform*. Berlin: Springer. https://doi.org/10.1007/978-3-642-84647-2

Schredl, M. (1999). *Die nächtliche Traumwelt. Eine Einführung in die psychologische Traumforschung*. Stuttgart: Kohlhammer.

Schredl, M. (2003). Effects of state and trait factors on nightmare frequency. *European Archives of Psychiatry and Clinical Neuroscience, 253,* 241–247. https://doi.org/10.1007/s00406-003-0438-1

Schredl, M. (2006). Behandlung von Alpträumen. *Praxis der Kinderpsychologie und Kinderpsychiatrie, 55,* 132–140.

Schredl, M. (2007). *Träume*. Berlin: Ullstein.

Schredl, M. (2008). *Traum*. München: Reinhardt.

Schredl, M. & Göritz, A.S. (2014). Umgang mit Alpträumen in der Allgemeinbevölkerung: Eine Online-Studie. *Psychotherapie, Psychosomatik, Medizinische Psychologie, 5,* 345–350.

Schredl, M., Kleinferchner, P. & Gell, T. (1996). Dreaming and personality: Thick vs. thin boundaries. *Dreaming, 6,* 219–223. https://doi.org/10.1037/h0094456

Schredl, M. & Pallmer, R. (1998). Geschlechtsunterschiede in Angstträumen von SchülerInnen. *Praxis der Kinderpsychologie und Kinderpsychiatrie, 47,* 463–476.

Schultz, I.H. (1991). *Das autogene Training* (19., unveränd. Aufl.). Stuttgart: Thieme.

Seda, G., Sanchez-Ortuno, M.M., Welsh, C.H., Halbower, A.C. & Edinger, J.D. (2015). Comparative meta-analysis of prazosin and imagery rehearsal therapy for nightmare frequency, sleep quality, and posttraumatic stress. *Journal of Clinical Sleep Medicine, 15,* 11–22. https://doi.org/10.5664/jcsm.4354

Seif, B. (1985). Clinical hypnosis and recurring nightmares: A case report. *American Journal of Clinical Hypnosis, 27,* 166–168. https://doi.org/10.1080/00029157.1985.10402598

Simard, V. & Nielson, T. (2009). Adaptation of Imagery Rehearsal Therapy for nightmares in children: A brief report. *Psychotherapy Theory, Research, Practice, Training, 46,* 492–497. https://doi.org/10.1037/a0017945

Solms, M. (2000). Dreaming and REM sleep are controlled by different brain mechanisms. *Behavioral and Brain Sciences, 23,* 843–850. https://doi.org/10.1017/S0140525X00003988

Spiegelhalder, K., Backhaus, J. & Riemann, D. (2011). *Schlafstörungen* (2. Auflage). Göttingen: Hogrefe.

Spoormaker, V.I. (2008). A cognitive model of recurrent nightmares. *International Journal of Dream Research, 1,* 15–22.

Spoormaker, V.I. & Bout, J. van den (2006). Lucid dreaming treatment for nightmares: A pilot study. *Psychotherapy and Psychosomatics, 75,* 389–394. https://doi.org/10.1159/000095446

Spoormaker, V.I., Schredl, M. & Bout, J. van den (2006). Nightmares: From anxiety symptom to sleep disorder. *Sleep Medicine Reviews, 10,* 19–31. https://doi.org/10.1016/j.smrv.2005.06.001

Starker, S. (1974). Daydreaming styles and nocturnal dreaming. *Journal of Abnormal Psychology, 83,* 52–55. https://doi.org/10.1037/h0036129

Stepansky, R., Holzinger, B., Schmeiser-Rieder, A., Saletu, B., Kunze, M. & Zeitlhofer, J. (1998). Austrian dream behavior: Results of a representative population survey. *Dreaming, 8,* 23–30. https://doi.org/10.1023/B:DREM.0000005912.77493.d6

St-Onge, M., Mercier, P. & Koninck, J. De (2009). Imagery Rehearsal Therapy for frequent nightmares in children. *Behavioral Sleep Medicine, 7,* 81–98. https://doi.org/10.1080/15402000902762360

Strunz, F. (1986). Luzidität im Traum. *Zeitschrift für Klinische Psychologie, Psychopathologie und Psychotherapie, 34,* 234–248.

Strunz, F. (1987). Ätiologie und Therapie der Alpträume. *Fortschritte der Neurologie, Psychiatrie, 55,* 306–321. https://doi.org/10.1055/s-2007-1001834

Tanskanen, A., Tuomilehto, J., Viinamaki, H., Vartiainen, E., Lehtonen, J. & Puska, P. (2001). Nightmares as predictors of suicide. *Sleep, 24,* 844–847.

Tholey, P. & Utecht, K. (1987). *Schöpferisch träumen.* Niedernhausen: Falken.

Thompson, D.F. & Pierce, D.R. (1999). Drug-induced nightmares. *The Annals of Pharmacotherapy, 33,* 93–98. https://doi.org/10.1345/aph.18150

Thünker, J., Norpoth, M., Aspern, M. von, Özcan, T. & Pietrowsky, R. (2014). Nightmares: Knowledge and attitudes in health care providers and nightmare sufferers. *Journal of Public Health and Epidemiology, 6,* 223–228.

Thünker, J. & Pietrowsky, R. (2009). Alptraumtherapie bei einem Patienten mit komorbider Depression. *Verhaltenstherapie & Verhaltensmedizin, 30,* 245–255.

Thünker, J. & Pietrowsky, R. (2012). Effectiveness of a manualized imagery rehearsal therapy for patients suffering from nightmare disorder with and without a comorbidity of depression or PTSD. *Behavior Research and Therapy, 50,* 558–564. https://doi.org/10.1016/j.brat.2012.05.006

Webb, N.B. (2001). The draw-your-bad-dream technique. In H.G. Kaduson & C.E. Schaefer (Eds.), *101 more favorite play therapy techniques* (pp. 159–162). Lanham, MD: Jason Aronson.

Weeß, H.G. (Hrsg.). (2018). *Patientenratgeber Ein- und Durchschlafstörungen.* Abrufbar unter: https://www.dgsm.de/fileadmin/patienteninformationen/ratgeber_schlafstoerungen/Ein_und_Durchschlafstoerungen.pdf

Wood, J.M. & Bootzin, R.R. (1990). The prevalence of nightmares and their independence from anxiety. *Journal of Abnormal Psychology, 99,* 64–68. https://doi.org/10.1037/0021-843X.99.1.64

Wright, J. & Koulack, D. (1987). Dreams and contemporary stress: A disruption-avoidance-adaptation model. *Sleep, 10,* 172–179. https://doi.org/10.1093/sleep/10.2.172

Zadra, A., Pilon, M. & Donderi, D.C. (2006). Variety and intensity of emotions in nightmares and bad dreams. *Journal of Nervous and Mental Disease, 194,* 249–254. https://doi.org/10.1097/01.nmd.0000207359.46223.dc

Zadra, A.L. & Pihl, R.O. (1997). Lucid dreaming as a treatment for recurrent nightmares. *Psychotherapy and Psychosomatics, 66,* 50–55. https://doi.org/10.1159/000289106

Anhang

Arbeitsblatt 1: Regeln zur Schlafhygiene

Regeln zur Schlafhygiene:

- Stehen Sie jeden Tag um dieselbe Zeit auf.
- Gehen Sie nur schlafen, wenn Sie wirklich müde und schläfrig sind.
- Üben Sie entspannungsfördernde Schlafrituale vor dem Zubettgehen aus.
- Treiben Sie regelmäßig Sport.
- Nehmen Sie in den 4 Stunden vor dem Zubettgehen keine koffeinhaltigen Getränke oder Medikamente ein.
- Rauchen Sie nicht kurz vor dem Schlafen.
- Vermeiden Sie einen Mittagsschlaf.
- Reduzieren Sie Ihren Alkoholkonsum oder verzichten Sie im Falle von Schlafstörungen auf Alkohol.
- Meiden Sie Schlaftabletten oder gehen Sie vorsichtig und sparsam damit um.

Quelle: DGSM (2018). Weeß, H. G. (Hrsg.). Patientenratgeber Ein- und Durchschlafstörungen. Abrufbar unter: https://www.dgsm.de/fileadmin/patienteninformationen/ratgeber_schlafstoerungen/Ein_und_Durchschlafstoerungen.pdf

Arbeitsblatt 2: Aufzeichnung von Alpträumen

Die folgenden Punkte sollten Sie beim Aufzeichnen Ihrer Alpträume berücksichtigen:

- Gehen Sie abends ins Bett mit dem Vorsatz, sich am Morgen nach dem Aufwachen an den Traum erinnern zu *wollen*!
- Papier bzw. Tagebuch und Stift/Diktiergerät/Fragebogen sollten sich griffbereit in der Nähe Ihres Bettes befinden.
- Die Aufzeichnung sollte möglichst *direkt* bei Erwachen nach dem erlebten Alptraum erfolgen. Denn es gilt: Je mehr Zeit zwischen dem Alptraum und der Aufzeichnung vergeht, umso mehr Erinnerungslücken und Verzerrungen treten auf.
- Verwenden Sie Formulierungen in der Gegenwarts- und Ich-Form! So wird es Ihnen leichter fallen, sich detaillierter an Ihren Alptraum zu erinnern und diesen auch entsprechend zu beschreiben. Wichtig hierbei ist, dass Sie alles aufzeichnen, was Ihnen einfällt: alle Handlungen, alle Wahrnehmungen, alle während des Alptraums empfundenen Gefühle sowie auch vage „Fetzen“ und scheinbar unwichtige oder peinliche Details.
- Bei mehreren Alpträumen bietet es sich an, diese in der Reihenfolge aufzeichnen, in der die Alpträume aufgetreten sind.
- Erinnerungen an den Alptraum oder an die Alpträume, die im Laufe des Tages auftreten, sollten ebenfalls aufgezeichnet werden.
- Ergänzungen durch spätere im Wachzustand auftretende Gedanken und Gefühle sollten erst *nach* der Aufzeichnung des Alptraumes vorgenommen werden, da sonst die Gefahr besteht, dass die im Alptraum erlebten Gefühle mit den im Wachzustand erlebten Gefühlen vermengt werden.

Arbeitsblatt 3: Fragebogen zur Aufzeichnung von Alpträumen 1/3

Dieser Fragebogen soll Ihnen dabei helfen, Ihren Alptraum detailliert aufzuzeichnen. Beantworten Sie die folgenden Fragen bitte möglichst genau. Der freie Platz unter den Fragen soll Sie ermutigen, Ihre Gedanken zu notieren und festzuhalten. Falls der Platz nicht ausreicht, nehmen Sie sich ruhig ein weiteres Blatt zur Hand.

Bedenken Sie: Eine möglichst detaillierte Aufzeichnung Ihrer Alpträume ist der erste Schritt, diese zu bewältigen!

1. **Haben Sie das Traumgeschehen von außen beobachtet oder waren Sie selbst involviert?**

___

___

2. **Haben Sie die geträumte Situation schon einmal erlebt oder war es eine fiktive, bizarre und unrealistische Situation?**

___

___

3. **Was haben Sie beobachtet bzw. wie haben Sie sich verhalten?**

___

___

___

___

___

___

___

___

Arbeitsblatt 3: Fragebogen zur Aufzeichnung von Alpträumen 2/3

4. **Was haben Sie gesehen?**

5. **Was haben Sie gehört?**

6. **Was haben Sie gerochen oder geschmeckt?**

7. **Haben Sie etwas gespürt (z. B. auf der Haut)?**

Arbeitsblatt 3: Fragebogen zur Aufzeichnung von Alpträumen 3/3

8. Was haben Sie gedacht?

9. Welche Emotionen hatten Sie während des Traums?

10. Welche Emotionen hatten Sie nach dem Aufwachen?

Arbeitsblatt 4: Leitfaden für das Entspannungstraining 1/2

Das Beherrschen eines Entspannungsverfahrens im Rahmen der Alptraumbehandlung hat zwei Funktionen: Zum einen wird es Ihnen helfen, insgesamt entspannter und ruhiger zu werden, zum anderen ist die Entspannung eine wichtige Vorübung für den nachfolgenden Therapiebaustein, die Imaginationsübungen.

Im Rahmen der Alptraumbehandlung kann zwischen zwei verschiedenen Entspannungsverfahren gewählt werden. Die *Progressive Muskelentspannung nach Jacobson* besteht aus der sequenziellen Anspannung und Entspannung bestimmter Muskelgruppen. Dieses Verfahren ist einfach zu erlernen und selbst durchzuführen, darum empfiehlt es sich, auch wenn Sie bisher noch keine Erfahrung mit Entspannungsverfahren gemacht haben. Alternativ steht eine Übung aus dem *Autogenen Training nach Schultz* zur Verfügung. Dabei handelt es sich um ein Verfahren, das auf Autosuggestion basiert, wodurch beispielsweise ein Gefühl von Wärme oder Schwere erzeugt werden sollen.

Beide Entspannungsübungen finden Sie auf der CD, die Sie ausgehändigt bekommen haben, sie dauern jeweils rund 25 Minuten und können wahlweise im Sitzen oder im Liegen durchgeführt werden. Es empfiehlt sich, die Augen während der Übung zu schließen. Wenn Ihnen das Schließen der Augen unangenehm ist, können Sie zunächst auch mit geöffneten Augen üben, suchen Sie sich dazu einen Punkt im Raum, den Sie während der Übung fixieren können oder schauen Sie auf eine möglichst neutrale Wand.

Wichtig zu wissen ist, dass ein Entspannungsverfahren nur bei regelmäßiger Anwendung zum gewünschten Erfolg führt. Darum sollten Sie in den ersten Wochen nach Möglichkeit täglich, mindestens aber dreimal pro Woche üben.

Folgende Dinge sollten Sie auf jeden Fall beachten, wenn Sie beginnen, selbstständig das ausgewählte Entspannungsverfahren zu üben:

- Suchen Sie sich einen Platz für Ihre Entspannungsübung aus, an dem Sie ungestört sind.
- Schalten Sie Ihr Handy/Telefon und andere Störquellen nach Möglichkeit aus.
- Teilen Sie Ihren Familienmitgliedern mit, dass Sie in der nächsten halben Stunde nicht gestört werden möchten. Bringen Sie im Zweifel eine Notiz an der Tür an.
- Führen Sie die Übungen nicht durch, wenn Sie unter Zeitdruck stehen, beispielsweise wenn Sie Besuch oder einen wichtigen Anruf erwarten.
- Überprüfen Sie vor Beginn der Übung, ob Sie bequem sitzen bzw. liegen. Lockern Sie beispielsweise Ihren Gürtel oder nehmen Sie die Brille ab.
- Wenn Sie sitzen, stellen Sie die Füße nebeneinander auf den Boden. Wenn die Beine den Boden nicht berühren können oder Sie die Beine übereinander geschlagen haben, besteht die Gefahr, dass diese einschlafen. Die Arme legen Sie auf Ihren Oberschenkeln oder den Armlehnen ab. Wenn Sie liegen, legen Sie auch hier die Beine nebeneinander auf den Boden, die Arme legen Sie am besten neben den Körper. Für Ihren Kopf können Sie ein kleines Kissen verwenden.
- Nehmen Sie sich nach der Entspannungsübung Zeit für die Rücknahme. Ihr Herz-Kreislaufsystem wird während der Übung heruntergefahren, Puls und Blutdruck sind niedriger als normal, so dass bei zu plötzlichem Aufstehen die Gefahr besteht, dass Ihnen schwindelig wird. Bleiben Sie nach der Übung noch einen Moment sitzen oder liegen. Dehnen und strecken Sie sich ausgiebig und spannen Sie die Muskulatur dabei einige Male an. Stehen Sie nicht ruckartig auf!

Arbeitsblatt 4: Leitfaden für das Entspannungstraining 2/2

- Es dauert eine Zeit, bis man in der Lage ist, sich wirklich zu entspannen. Ein Effekt ist nur nach regelmäßigem Üben zu erwarten. Üben Sie am Anfang in Situationen, in denen Sie relativ ruhig und gelassen sind. Erst nach ausgiebiger Übung (einigen Wochen) kann man das Entspannungsverfahren auch im „Ernstfall", z.B. wenn man sich sehr aufgeregt hat, verwenden.

Arbeitsblatt 5: Leitfaden zur Durchführung von Imaginationsübungen 1/2

Das Training Ihrer Imaginationsfähigkeit bzw. Vorstellungskraft ist ein weiterer Baustein im Rahmen der Alptraumbehandlung. In Ihren Träumen sehen Sie Bilder, hören Geräusche, riechen oder schmecken vielleicht sogar Dinge. Was Sie während einer Fantasiereise wahrnehmen, ist Ihrer Traumwelt sehr ähnlich. Falls Sie nicht gewohnt sind, sich detailliert Dinge und Begebenheiten vorzustellen, fällt Ihnen dies unter Umständen zu Anfang schwer. Deswegen müssen Sie diese Fähigkeiten trainieren, bevor Sie mit der Veränderung Ihrer Alpträume beginnen können.

Es ist für eine erfolgreiche Anwendung dieses Trainings nicht notwendig, dass Sie sich eine Szene mit allen Sinnen vorstellen können. Sie können sich darauf konzentrieren, das auszubauen, was Ihnen am leichtesten fällt oder versuchen alle Sinne zu schärfen. Wichtig ist auch, dass Sie am Ende herausgefunden haben, welche Sinne bei Ihnen besonders auf Imaginationsübungen ansprechen und welche vielleicht auch gar nicht. Diese Information ist für den nächsten Therapiebaustein sehr hilfreich.

Was müssen Sie bei der Durchführung beachten?

Wichtig ist vor allem, dass Sie sich darauf einlassen, es mit dieser Methode zu versuchen, auch wenn es am Anfang ungewohnt ist. Sie sollten die nächsten Wochen Zeit für dieses Training einplanen und sich regelmäßig damit beschäftigen (am besten täglich, mindestens jedoch dreimal pro Woche). Versuchen Sie das Imaginationstraining in Ihren Tagesablauf zu integrieren, das hilft Ihnen dabei, es regelmäßig durchzuführen. Fällt Ihnen der Einstieg in die Übung schwer, so machen Sie zunächst eine Entspannungsübung.

Selbst wenn Sie das alles berücksichtigen, kann es immer noch zu Störungen kommen. Es ist ganz normal, dass Sie gelegentlich abgelenkt werden, versuchen Sie sich nicht zu ärgern und machen Sie weiter. Schieben Sie die Gespräche Ihrer Nachbarn oder das Geräusch des Staubsaugers, der Sie eventuell unterbricht, in den Hintergrund.

Um sich entspannen zu können brauchen Sie eine *bequeme Haltung*. Welche Sie geeignet finden, entscheiden Sie selbst. Nutzen Sie Ihre Erfahrungen, die Sie beim Üben des Entspannungsverfahrens gesammelt haben.

Es gibt viele mögliche Imaginationsübungen, eine Auswahl finden Sie auf der CD. Sie können die Fantasiereise wiederholen, die Sie bereits in der Therapiesitzung durchgeführt haben oder eine andere auswählen. Sie werden merken, dass die Übungen auf der CD unterschiedlich abstrakt sind. Vielleicht experimentieren Sie etwas damit, welche Fantasiereise Sie sich am besten vorstellen können. Sie dürfen bei der Durchführung ruhig auch auf Dinge aus Ihrer Erinnerung zurückgreifen.

Die Übungen sollten für Sie angenehm sein. Wenn Sie in Ihrer angenehmen Szene mit einem Mal ein beängstigendes Bild oder unangenehme Vorstellung erleben sollten, versuchen Sie sich wieder auf Ihre Fantasiereise zu konzentrieren. Details innerhalb der Fantasiereise, die unangenehm sind, lassen Sie bitte nach Möglichkeit aus oder wählen eine andere Übung. Es kann sein, dass Sie sich auch an Bilder Ihres Alptraums erinnern. Falls es Ihnen nicht gelingen sollte, wieder zu Ihrer angenehmen Vorstellung zurückzufinden, dann brechen Sie ab und probieren es später noch einmal. Falls Sie etwas geängstigt hat oder unangenehm war, sprechen Sie es unbedingt in der nächsten Therapiesitzung an.

Arbeitsblatt 5: Leitfaden zur Durchführung von Imaginationsübungen 2/2

Die Übung wird Ihnen mit der Zeit immer leichter fallen, deswegen versuchen Sie sich nicht zu ärgern, wenn Ihnen etwas zunächst nicht so gut gelingen sollte, sondern machen Sie weiter.

Arbeitsblatt 6: Veränderung meines Alptraums		
Welche Elemente müssen raus?	Welche Elemente müssen bleiben?	Alternativen zum ursprünglichen Traum

Arbeitsblatt 7: Leitfaden zur Veränderung von Alpträumen 1/3

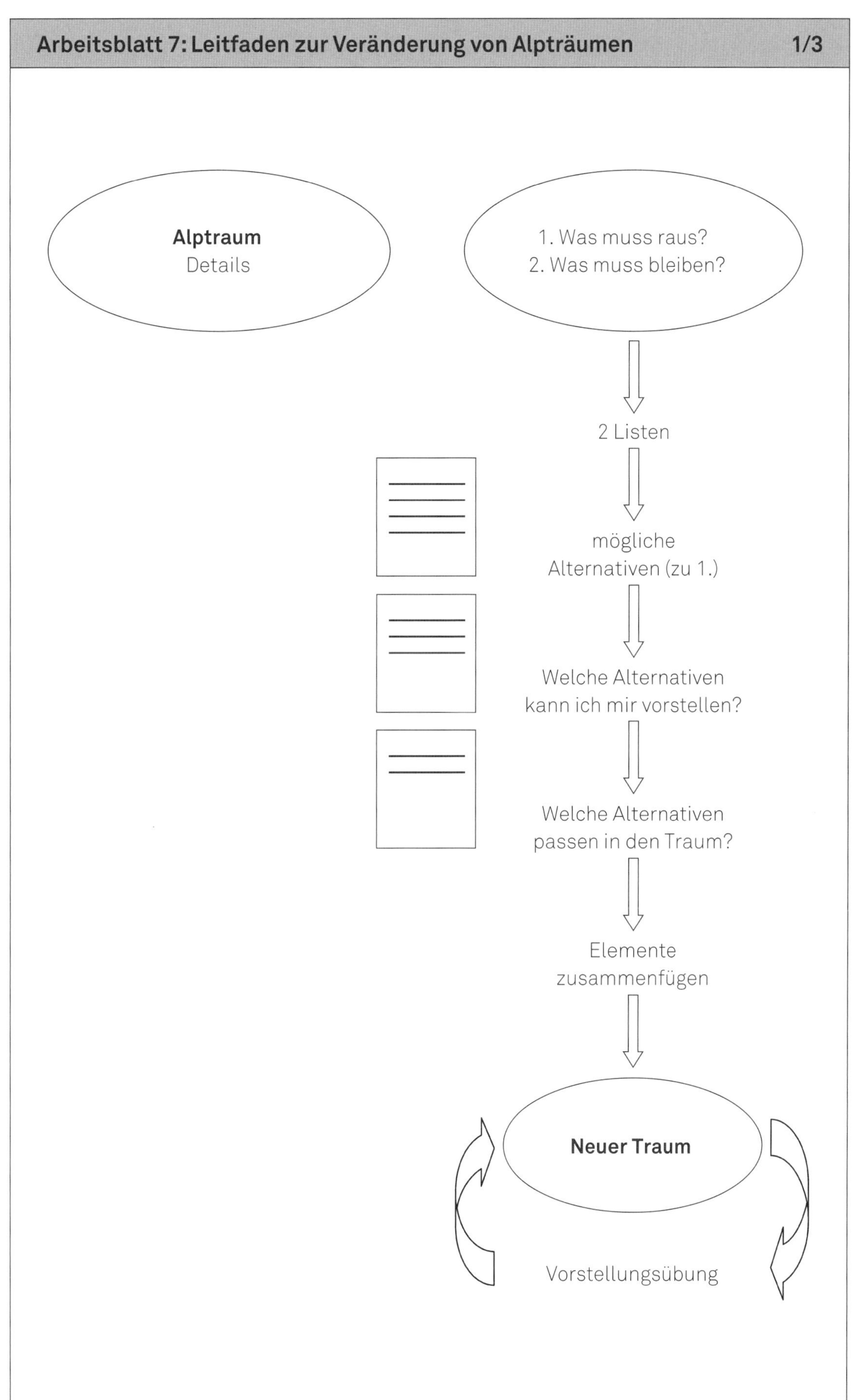

Arbeitsblatt 7: Leitfaden zur Veränderung von Alpträumen 2/3

Die Veränderung des Alptraums ist die „eigentliche Alptraumtherapie". Hier geht es darum, den ursprünglichen Alptraum, der häufig einem Horrorfilm gleichkommt, so zu verändern, dass Sie bei der neuen Geschichte gut schlafen können. Damit dies gelingt und der neue Traum zwar keine starken negativen Gefühle mehr auslöst, andererseits aber noch mit dem ursprünglichen Traum verknüpft bleibt, gehen Sie bitte in mehreren Schritten vor und nehmen Arbeitsblatt 6 zur Hilfe. Zur Veranschaulichung finden Sie den Ablauf der Alptraumveränderung auch noch einmal grafisch auf der ersten Seite dieses Arbeitsblattes abgebildet.

Schritt 1: Welche Elemente müssen raus?

Überlegen Sie sich, welche Aspekte Ihres Alptraums ihn genau zum Alptraum werden lassen. Manchmal ist dies offensichtlich, z.B. wenn plötzlich eine beängstigende Gestalt auftaucht. Aber häufig sind es auch kleinere Details, wie beispielsweise das Dunklerwerden der Umgebung oder die Veränderung von Geräuschen oder Gesichtsausdrücken, die beängstigend sind. Schreiben Sie alle Aspekte in die erste Spalte auf Arbeitsblatt 6 auf, sie werden im Verlauf der Veränderung des Traums benötigt.

Schritt 2: Welche Elemente müssen bleiben?

Vermutlich gibt es in Ihrem Alptraum auch Dinge, die für sich genommen noch keinen Alptraum ausmachen. Zum Beispiel der Ort des Geschehens, die Handlung am Anfang oder bestimmte Personen. Oder es gibt Aspekte, von denen Sie denken, dass sie in abgemilderter Form im neuen Traum enthalten bleiben sollten (z.B. der Mann, der sie später angreift, soll bleiben, während sie den Angriff als solchen in der ersten Spalte vermerkt haben). Bitte notieren Sie alle Elemente des ursprünglichen Traums, die für die neue Fassung erhalten bleiben können, in der zweiten Spalte.

Schritt 3: Alternativen finden

Jetzt ist noch eine Spalte frei. In der dritten Spalte dürfen Sie „Brainstorming" betreiben, also alles, was Ihnen an Alternativen zu den in der ersten Spalte vermerkten Punkten einfällt. Betrachten Sie dabei jeden Aspekt zunächst für sich alleine und überlegen Sie nicht, dass das vielleicht keinen Sinn machen könnte oder nicht in den gesamten Traum passt. Erstens machen Träume selbst häufig auch keinen Sinn und außerdem ist es ein negativer Begleiteffekt von Alpträumen, dass man sich hilflos fühlt. Darum hilft es hier, ein bisschen Abstand zu gewinnen und sich zu fragen, „was könnte ich gegen z.B. Dunkelheit" *grundsätzlich* tun. Schreiben Sie alles auf, was Ihnen einfällt und gehen Sie so Punkt für Punkt vor.

Schritt 4: Welche Alternativen kann ich mir vorstellen?

Wahrscheinlich ist im dritten Schritt eine relativ lange Liste entstanden. Das ist gut, denn so haben Sie für Ihre zukünftige neue Traumgeschichte viele Möglichkeiten. Gehen Sie nun die Liste mit den Alternativen durch und überprüfen Sie, ob Sie sich diese grundsätzlich vorstellen können. Nutzen Sie dafür die erlernte Technik der Imagination, schließen Sie – wenn möglich – die Augen und versuchen Sie sich hineinzudenken in Ihre alternativen Lösungsmöglichkeiten. Streichen Sie diejenigen Alternativen, die nicht in Frage kommen, durch. Erst in einem nächsten Schritt überlegen Sie, welche Alternativen zum Traum passen.

Arbeitsblatt 7: Leitfaden zur Veränderung von Alpträumen 3/3

Schritt 5: Welche Alternativen passen in den Traum?
Ihre Auswahl an möglichen Alternativen ist durch Schritt 4 schon wieder etwas kürzer geworden? Das ist ganz normal. Nun gilt es zu überlegen, welche Alternativen am besten in den neuen Traum passen. Das hängt auch davon ab, wie ausgeprägt Ihre Fantasie ist, denn grundsätzlich ist in Träumen alles erlaubt. Bleiben wir beim Beispiel der Dunkelheit, mag dem einen oder der anderen in einem Wald eine Taschenlampe nichtsdestotrotz passender vorkommen als ein Lichtschalter. Streichen Sie die Alternativen, die nicht in Frage kommen, durch.

Schritt 6: Zusammenfügen der einzelnen Alternativen

Falls Sie immer schon gern Geschichten geschrieben haben, kommt jetzt der angenehmste Teil. Falls nicht: Sie müssen keine literarischen Fähigkeiten haben, um diesen Schritt zu bewältigen. Schauen Sie sich die zweite Spalte mit den Elementen, die bleiben sollen, sowie die dritte Spalte mit den verbleibenden Alternativen an und erstellen Sie aus diesen Elementen eine neue Traumgeschichte. Behalten Sie dabei im Hinterkopf, dass zum einen möglichst alle Sinneskanäle, die für Sie bedeutsam sind, angesprochen werden. Verwenden Sie also beispielsweise wörtliche Rede und beschreiben Sie genau, was Sie sehen oder fühlen. Verwenden Sie außerdem die erste Person und formulieren Sie den Text in der Gegenwart – so können Sie sich den Traum später besser vorstellen. Bitte beachten Sie: Der neue Traum muss an dieser Stelle noch nicht perfekt sein!

Schritt 7: Erste Überprüfung des neuen Traums in der Vorstellung

Stellen Sie sich nun die neue Traumgeschichte mittels Imaginationsübung genau vor. Bei einer komplexeren Geschichte lassen Sie sich diesen hierzu vorlesen oder nehmen Sie eine Tondatei auf. Achten Sie genau darauf, ob Sie sich die Geschichte zum einen gut vorstellen können, zum anderen auch, ob Sie dabei ruhig weiterschlafen könnten. Merken oder notieren Sie sich, wo Sie Schwierigkeiten bei der Vorstellung haben oder wo Sie schlechte Gefühle bekommen.

Schritt 8: Überarbeitung

Nun kommt der „Feinschliff". Gelegentlich verwirft man nach der ersten Überprüfung auch den gesamten Traum, dann kehrt man zurück zu Schritt 6. Wahrscheinlicher ist es aber, dass Sie nun überlegen müssen, wo Sie noch kleine Veränderungen vornehmen müssen. Können Sie sich die neue Traumgeschichte noch nicht so gut vorstellen, fehlen häufig Details. Treten zu starke negative Gefühle auf, muss die Geschichte selbst weiter „entschärft" werden. Oft braucht es mehrere Überarbeitungsrunden, bis man eine gute neue Traumgeschichte entwickelt hat. Lassen Sie sich nicht entmutigen!

Schritt 9: Übung macht den Meister!

Wenn Sie nun mit der neuen Traumgeschichte zufrieden sind, üben Sie diese bitte jeden Abend vor dem Zubettgehen. Stellen Sie sich dazu die Geschichte Schritt für Schritt vor. Nur so prägt sich ihr Gedächtnis/Unterbewusstsein die Geschichte genau ein, und die Chancen steigen, dass der neue Traum den alten Alptraum „überschreibt".

Hinweise zu den Online-Materialien

Sie können die in diesem Buch erwähnten Materialien (Arbeitsblätter in Form von pdf-Dateien sowie Entspannungs- und Imaginationsübungen in Form von Audio-Dateien) über unsere Internetseite abrufen und ausdrucken. Nutzen Sie dazu bitte den Link hgf.io/download und melden Sie sich nach den dort beschriebenen Schritten an. Wenn Sie nach der Registrierung den Code B-J1B8L2 unter „Mein Konto> Zusatzmaterialien" im Eingabefeld einfügen, werden Sie automatisch in den Downloadbereich weitergeleitet und können die Online-Materialien zum Buch ausdrucken bzw. herunterladen. Um die Materialien dauerhaft im direkten Zugriff zu haben, empfehlen wir Ihnen, sich die gesamten Materialien herunterzuladen und auf dem eigenen Rechner zu speichern.

Folgende Materialien stehen zum Download bereit:

Übersicht über die Online-Materialien	
Audio-Dateien (MP3-Dateien)	01 Progressive Muskelentspannung 02 Reise durch den Körper 03 Am Strand 04 Im Straßencafé 05 Am Waldsee 06 Auf dem Mittelaltermarkt 07 Wetterveränderung 08 Ball 09 Treppe 10 Orchester 11 Übung vom sicheren Ort
Entspannungsübungen (Texte zu den Audio-Dateien)	• Progressive Muskelentspannung • Autogenes Training • Imaginationsübungen • Übung vom sicheren Ort • Vorlage CD-Inlet
Arbeitsblätter	• Arbeitsblatt 1: Regeln zur Schlafhygiene • Arbeitsblatt 2: Aufzeichnung von Alpträumen • Arbeitsblatt 3: Fragenbogen zur Aufzeichnung von Alpträumen • Arbeitsblatt 4: Leitfaden für das Entspannungstraining • Arbeitsblatt 5: Leitfaden zur Durchführung von Imaginationsübungen • Arbeitsblatt 6: Veränderung meines Alptraums • Arbeitsblatt 7: Leitfaden zur Veränderung von Alpträumen

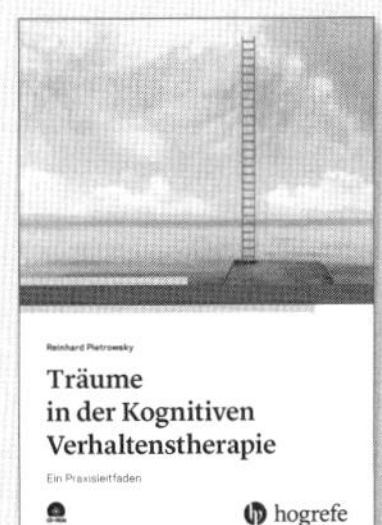

Reinhard Pietrowsky
Träume in der Kognitiven Verhaltenstherapie
Ein Praxisleitfaden

2021, 179 Seiten, inkl. CD-ROM,
€ 29,95 / CHF 39.90
ISBN 978-3-8017-2919-6
Auch als eBook erhältlich

Die Arbeit mit Träumen ist in der KVT bisher kaum verbreitet, obwohl sie hilfreiche Möglichkeiten zur Diagnostik, Vertiefung der Therapiebeziehung sowie der Ableitung und Umsetzung von Verhaltenszielen bietet. Es wird ein gut evaluierter Ansatz für die Arbeit mit Träumen vorgestellt und das Vorgehen anhand von Beispielen und Arbeitsmaterialien illustriert.

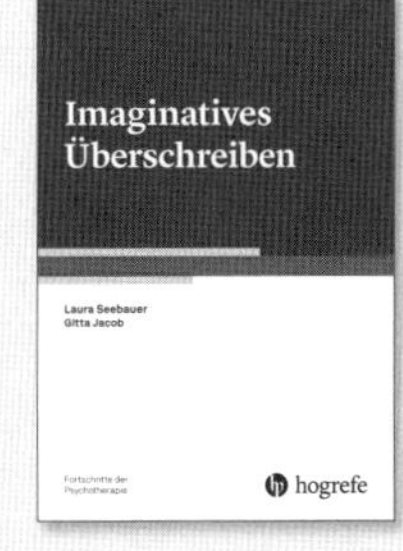

Laura Seebauer / Gitta Jacob
Imaginatives Überschreiben

(Reihe: „Fortschritte der Psychotherapie“, Band 80)
2021, VI/76 Seiten,
€ 19,95 / CHF 26.90
(Im Reihenabonnement
€ 15,95 / CHF 21.50)
ISBN 978-3-8017-2821-2
Auch als eBook erhältlich

Imaginatives Überschreiben ist eine erlebnisorientierte Technik, mit der traumaassoziierte Erinnerungsbilder sowie generell negative Emotionen bearbeitet werden können. Das Buch informiert über die Wirkmechanismen sowie die praktische Umsetzung der Technik anhand zahlreicher Fallbeispiele.

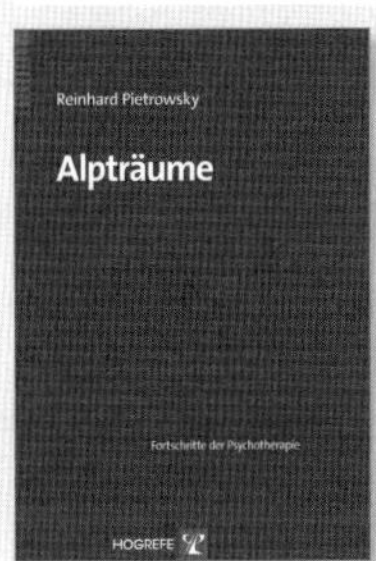

Reinhard Pietrowsky
Alpträume

(Reihe: „Fortschritte der Psychotherapie“, Band 46)
2011, VIII/85 Seiten,
€ 19,95 / CHF 28.50
(Im Reihenabonnement
€ 15,95 / CHF 22.90)
ISBN 978-3-8017-2315-6
Auch als eBook erhältlich

Das Buch eignet sich zur Therapie aller chronischen Alpträume. Es kann sowohl für die Behandlung von isoliert auftretenden Alpträumen, als auch für die Therapie von Alpträumen, die im Zusammenhang mit anderen psychischen Störungen vorkommen, speziell auch der Posttraumatischen Belastungsstörung, eingesetzt werden.

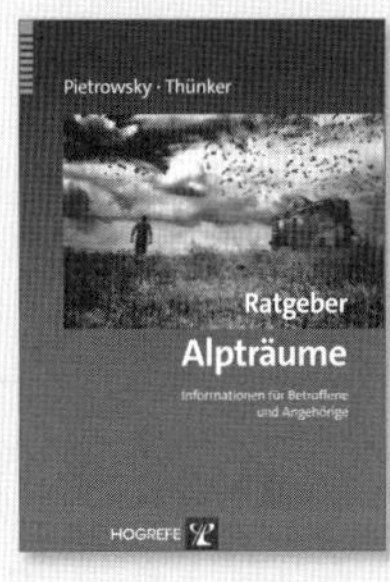

Reinhard Pietrowsky / Johanna Thünker
Ratgeber Alpträume
Informationen für Betroffene und Angehörige

(Reihe: „Ratgeber zur Reihe Fortschritte der Psychotherapie“, Band 31). 2015,
88 Seiten, Kleinformat,
€ 9,95 / CHF 14.90
ISBN 978-3-8017-2586-0
Auch als eBook erhältlich

Der Ratgeber liefert zahlreiche Informationen dazu, was Alpträume sind, wie häufig sie vorkommen, wer besonders gefährdet ist und wie Alpträume entstehen und warum sie nicht von alleine wieder weggehen.

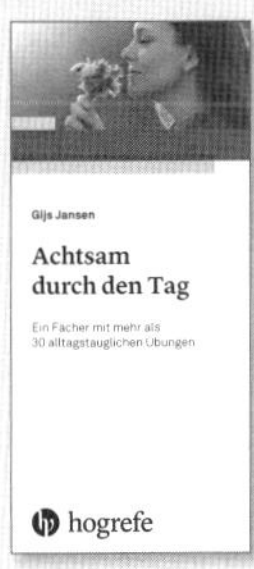

Gijs Jansen
Achtsam durch den Tag
Ein Fächer mit mehr als 30 alltagstauglichen Übungen

2020, 54 Seiten, Kleinformat,
€ 16,95 / CHF 21.90
ISBN 978-3-8017-3034-5

Der Fächer enthält über 30 Achtsamkeitsübungen, mit denen Sie vor allem lernen, Ihre Wahrnehmung zu schärfen und offen zu sein für das, was sich im Hier und Jetzt ereignet. Der Fächer ist ein praktischer Begleiter für alle, die Achtsamkeit praktizieren und sich selbst und ihre Umgebung neu erkunden wollen.

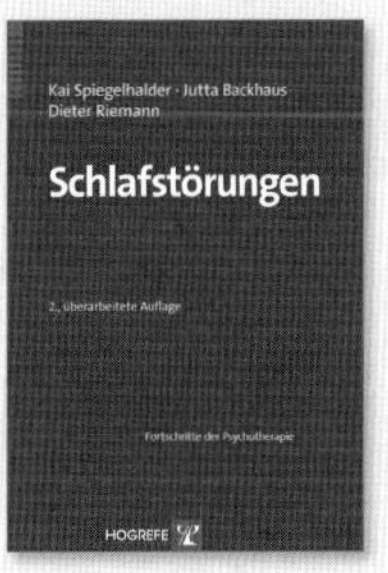

Kai Spiegelhalder / Jutta Backhaus / Dieter Riemann
Schlafstörungen

(Reihe: „Fortschritte der Psychotherapie“, Band 7)
2., überarb. Aufl. 2011, VI/82 Seiten,
€ 19,95 / CHF 28.50
(Im Reihenabonnement
€ 15,95 / CHF 22.90)
ISBN 978-3-8017-2345-3
Auch als eBook erhältlich

Die Neubearbeitung des Buches liefert evidenzbasierte Empfehlungen zur Diagnostik und Therapie von Schlafstörungen und berücksichtigt dabei aktuelle Forschungsergebnisse.

www.hogrefe.com

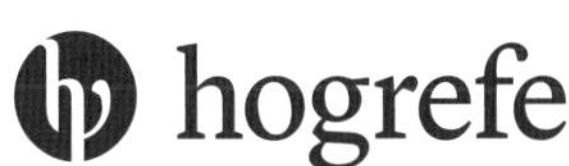